Maya Ruibarbo Hezbe

CÓMO DEJAR DE envenenar TU CUERPO CON LA COMIDA MODERNA

Aprende la dieta que protege de la enfermedad, el malestar y el dolor crónico

<u>Nota Legal</u>

Quedan rigurosamente prohibidas, sin la autorización expresa y escrita del titular del copyright, bajo las sanciones establecidas en las leyes, la reproducción total o parcial de esta obra por cualquier medio o procedimiento, incluyendo la difusión en Internet.

TABLA DE CONTENIDOS

<u>Introducción - P. 9</u>

<u>1-Primera etapa: VACÍO EN LA COCINA- P.18</u>

#1 Despeja en tiempo récord - P. 19

#2 La inflamación y el dolor aliados - P. 23

#3 Detenerse y ver qué hacemos mal - P. 31

2-Segunda etapa: TU CUERPO RENACE - P. 35

3-Tercera etapa: ¿Y AHORA QUÉ COMO? - P. 46

El PROTOCOLO AUTOINMUNE - P. 54

4-Cuarta etapa: COMPLEMENTOS VITALES - P. 61

A ALIMENTA TU SEGUNDO CEREBRO - P. 61

#1 El regalo de los probióticos - P. 61

#2 La pareja ideal para mantener tu cuerpo en forma - P. 64

B LA INCREÍBLE GLUTAMINA - P. 66

C HERRAMIENTAS DIETÉTICAS - P. 68

D RECUPERAR MOVIMIENTO - P. 74

5-Deja el azúcar y RECOBRA TU PALADAR - P. 80

CÓMO INICIAR DESINTOXICACIÓN - P. 86

6-La dieta paleo y su relación con la DIETA ANCESTRAL - P. 96

7-MI HISTORIA -P. 102

FASE 1 VACIADO DE ARMARIOS - P. 106

FASE 2 EL UNIVERSO VERDE - P. 108

FASE 3 CENTRO DE DÍA VEGETAL - P. 113

* Prebiótico - Hábito 1 (P. 115)

*Pomelo - Hábito 2 (P. 117)

FASE 4 VAPORERA POLTERGEIST - P. 120

8-COCINA AL VAPOR: Recetas sanas y sencillas pero súper ricas -P. 125

#1 PRINCIPIO - P. 132

#2 RECETAS BÁSICAS- P. 134

*Entrantes (p. 134)

*Ensaladas (p. 134)

*Legumbres, arroz y pasta (p. 136)

*Carne (p. 137)

*Pescado (p. 146)

*Huevos (p. 154)

*Postres (p. 157)

*Salsas (p. 161)

#3 COMER FUERA - P. 163

Y LLEGAMOS - P. 165

Otros títulos de la autora - P. 169

Y LLEGAMOS - P. 165

Otros títulos de la autora - P. 169

MAYA RUIBARBO

INTRODUCCIÓN

"Come lo que le gusta a tu sistema digestivo, no lo que le gusta a tu paladar". Tardé 25 años en seguir este sabio consejo dado por un gurú indio. Un cuarto de siglo perdido en dolor y enfermedad.

Las recetas y consejos que expongo en este libro los he experimentado personalmente. Los resultados han sido casi milagrosos.

Por lo menos para mí, que llevaba 25 años, desde que era muy jovencita, padeciendo una terrible enfermedad autoinmune intestinal, el Crohn, que es como el infierno en la tierra, si me preguntan a mí y a otros muchos que la sufren.

Precisamente por esos muchos millones de personas a los que cada vez con más frecuencia se les diagnostica enfermedades autoinmunes e inflamatorias he escrito este libro.

Ojalá alguien me hubiera contado a mí hace muchos años los principios y la dieta que describo en este libro. Ojalá alguien me hubiera dicho que la alimentación era el factor vital para dejar de ser un enfermo crónico y volver a ser una persona sana y normal.

En vez de eso, como a los demás, los muchos médicos con los que traté (y aún trato con alguno) desprecian el factor nutricional y en su lugar se dedican a 'enredar' con el sistema de defensas del cuerpo, sin ni siquiera saber muy bien qué están haciendo. Me tragué dos operaciones quirúrgicas complicadas y con muchísimos efectos secundarios después de la operación e innumerables años de dolor prácticamente crónico, y brotes bestiales que me dejaban debilitada, sin poder comer durante varios días, y con un dolor espantoso.

> **En este libro te explicaré:**
>
> El cambio radical a mejor que puede dar tu vida con la aplicación de la dieta ancestral del doctor Seignalet.
>
> Se trata de una variante menos radical de la paleodieta, o dieta primitiva, que te permite vivir el día a día sin grandes sacrificios, y disfrutar de una vida social plena.
>
> Aprenderás cómo introducir esta dieta de forma progresiva en tu vida y cómo, aunque las principales directrices son las mismas para todos, puedes adaptarla

a ti con cambios menores y concesiones, según vayas viendo qué alimentos te hacen daño y cuáles te puedes permitir.

Tu cuerpo será tu mejor aliado en eso. Según pasen las primeras semanas, y se sucedan los meses, tu cuerpo se afinará más y más para darte señales inmediatas de lo que acepta sin problemas y lo que le perjudica. Entre esas señales está la digestión pesada, la diarrea, o las ganas súbitas de vomitar.

Si te mantienes dentro de los parámetros permitidos, harás la digestión rápidamente y eficazmente y tu organismo ronroneará como un motor bien engrasado.

En poco más de un mes, que es en promedio el periodo de adaptación (para algunas personas puede tardar más, hasta 8 meses o un año, pero la mejoría se empieza a ver antes) notarás que:

- ya no necesitas tanto los fármacos que tomabas, o no los necesitas en absoluto;
- irán desapareciendo síntomas,

en fin, cada persona es distinta a otra, pero sobre todo si padeces una enfermedad autoinmune, las inflamaciones y demás síntomas desaparecerán prácticamente por completo.

La dieta del doctor Seignalet es lo más parecido a un milagro que he visto. Puedes comprar su libro ***La alimentación, la tercera medicina*** en español aquí mismo en Amazon. Aunque es una obra muy técnica, el capítulo 5 describe de forma sencilla los fundamentos de la dieta. El resto del libro relata las experiencias del doctor al ver cómo mejoraban muchos pacientes que sufrían de las más diversas dolencias.

No digo que necesariamente este cambio de dieta vaya a sanar radicalmente a todas las personas con **enfermedades autoinmunes e inflamatorias**. Ni a otros con **más padecimientos de los llamados 'modernos' (obesidad, cáncer, diabetes, enfermedades cardiacas y degenerativas)** a los que sin embargo tal vez podría ayudar mucho.

Solo digo que en mi caso me siento una persona nueva y sana tras un cuarto de siglo, por lo cual me siento obligada a compartir lo vivido, por si puedo ayudar a otras personas que estén viviendo situaciones similares de mala salud crónica.

Digo que me he deshecho de toda la medicación y que mis análisis son por primera vez normales tras dos décadas y media.

Mis defensas han vuelto a la normalidad.

Por eso, si alguna de estas personas se siente inspirada a probar un cambio en la dieta tras leer este libro y le funciona tan bien como a mí, o al menos experimenta mejoría, consideraré que ha valido la pena.

Al final de este libro, tras contarte cómo fue mi proceso, te incluiré algunas recetas básicas que he ido recopilando a medida que aplicaba la nueva dieta. También algunos consejos prácticos para que la comida al vapor te sepa tan sabrosa como la frita o la cocida, o incluso más, porque tu cuerpo empezará a disfrutar a lo grande y no dudará en demostrarlo.

La sensación de bienestar es impresionante y de hecho, una vez hayas encajado la nueva dieta en tu vida, si alguna vez te ves tentado a volver a lo anterior, descubrirás que aquella comida que tan sabrosa te parecía, ahora resulta bastante insípida, y como de cartón. Por lo menos eso es lo que me pasó a mí, para mi gran sorpresa y satisfacción. No era como dejar el tabaco, que siempre te queda el ansia. Tu cuerpo estará encantado con la nueva dieta y no querrá de ninguna manera volver atrás.

Empecemos: La medicina tradicional nos cuenta, cuando padecemos una enfermedad autoinmune, que nuestras defensas se han vuelto "locas" y nos atacan sin razón.

Siempre me pareció chocante ese tipo de afirmaciones y nunca acabé de entenderla del todo.

¿Por qué razón nuestras defensas, que componen un perfeccionado sistema tras millones de años de evolución humana, iban a volverse locas de repente, y atacarnos sin razón, en lugar de protegernos como es su razón de ser?

> *Con la alimentación industrializada nuestro cuerpo puede estar acogiendo día tras día muchas sustancias perjudiciales que nos llegan a través de la comida, y que no están catalogadas como tal, al menos formalmente*

Supongamos que estemos en un estado de intoxicación permanente. ES ATERRADOR.

Cada día, entran sustancias nocivas en el tracto digestivo a través de lo que comemos y bebemos, y empieza el proceso.

Nuestras defensas, como es su obligación, se ponen en pie de guerra y luchan por eliminarlas.

Lo que ocurre es que unas personas tienen un sistema digestivo más sensible, mientras que el de otras es más resistente. Las primeras tienen altas probabilidades de que en algún momento el **sistema defensivo se vuelva hiperreactivo** a la comida nociva que ingerimos a diario. Las defensas corporales intentan reaccionar al ver que el flujo venenoso no da tregua. Se agotan intentando reaccionar y empiezan a funcionar 24 horas al día, 7 días a la semana, tomando medidas extremas.

Para defender al organismo, y procurar detener el envenenamiento continuo, las defensas empezarán a inflamar el intestino y otras partes del cuerpo como **respuesta protectora**. Procurarán el vómito, la diarrea, y otras disposiciones desorbitadas (y desagradables y dolorosas muchas veces) para que las sustancias perjudiciales salgan cuanto antes de nuestro cuerpo. Darán la voz de alarma con dolores intensos y otros síntomas para que no sigamos comiendo lo que nos perjudica.

Y nosotros, siguiendo la medicina tradicional, **en lugar de detener el flujo de comida origen del problema, lo que haremos será atiborrarnos de medicinas**, que aún incrementarán más el estado de emergencia que vive nuestro cuerpo, convirtiéndolo en permanente. Nos volveremos enfermos crónicos y nuestro médico con cara de pena nos dirá que habremos de vivir con ello, y que hay que adaptarse. Además en algunos casos nos informará de que la enfermedad es degenerativa, por lo que irá a peor con los años y acortará tu esperanza de vida. El golpe de gracia.

Así lo he vivido y así te lo cuento. 25 años. Se dice pronto. Hasta el mes de diciembre de 2017.

Los milagros a veces llegan por email

Fue entonces cuando me llegó al correo electrónico una oferta de un libro electrónico en Amazon. De un médico francés del que nunca había oído hablar, el doctor Jean Seignalet. Se titula *La alimentación, la tercera medicina*. Leí además otros libros relacionados, como las *7 pautas para la colitis ulcerosa y la enfermedad de Crohn*, de Jordi Siscar, que me aportaron pautas adicionales. Pero el principal detonante de mi cambio de dieta fue el trabajo del doctor Seignalet, al que nunca le estaré lo suficientemente agradecida. **Me resucitó en vida**, para entendernos.

Cambiar tu alimentación de forma que suprimas aquello que daña tu cuerpo y que refuerces lo que le energiza te cambiará también la vida. En pocas semanas, todo lo más meses, cualquier dolor crónico se habrá reducido al mínimo o incluso desaparecido; tus niveles de energía aumentarán, los análisis médicos darán resultados normales -a lo mejor por primera vez en mucho tiempo-. Tendrás más energía y vitalidad para cumplir tus propósitos. **El cuerpo nunca más será un obstáculo, sino tu mejor amigo**. Bien alimentado y cuidado, dará gloria, como decían nuestros abuelos, verlo y sentirlo. Establecerás con él una relación positiva que se alargará durante el resto de tu vida.

Para entendernos, puedes comparar al cuerpo con una mascota. Cuando adoptas un cachorrito de perro, por ejemplo, aprendes a cuidarlo. El veterinario te da unas pocas indicaciones de partida, de lo que el animalito debe comer, cuántas veces al día y en qué cantidad más o menos. Te explica además lo conveniente de sacarlo varias veces al día a que haga sus necesidades y el ejercicio necesario. Según pasan los días, vas aprendiendo a cuidar mejor de tu cachorrito. Cuando ya llevas un año, tienes un precioso perro adulto rebosante de salud y os adorais el uno al otro.

Sustituye ahora "mascota" por "cuerpo".

Aprovecha esta ocasión. Tu cuerpo te lo agradecerá. Tu alma te lo agradecerá. No vivas la vida a medio gas. Aprende a comer y disfruta de muchos años a tope.

Empieza en el capítulo 1 a aprender conceptos básicos de una dieta sana, sobre todo los principales enemigos de las defensas de tu cuerpo, que se meten a hurtadillas en tu organismo, y lo destrozan desde dentro.

1

Primera etapa: VACÍO EN LA COCINA

El libro del doctor Seignalet, al ser él medico, y por mucho que ha intentado bajar el listón para hacerse entender por el gran público profano, resulta arduo y tedioso para muchos lectores, a tenor de los comentarios que aparecen en la página del ebook en Amazon.

Confieso que yo al principio obvié casi cada capítulo (salvo el específico para enfermos de Crohn), y fui directamente al número 5, donde se describía la dieta. No obstante, alguna frase aislada me llamó la atención.

El doctor Seignalet es muy contenido en su apreciación de los resultados, incluye éxitos y fracasos por igual, y eso, a mi entender, le da punto extras en la confianza del lector. Si hubiera contado que su método es una maravilla y que todo resultaba un camino de rosas al aplicarlo, mi desconfianza hubiera sido máxima, y tal vez me lo habría pensado dos veces antes de aplicar la dieta. Pero tal y como lo leía, daba esperanzas pero sin exageraciones. Comentaba, y ahí es donde me fijé más, que para los enfermos de Crohn como yo la dieta daba "muy buenos resultados".

#1 Despeja en tiempo récord sin remordimientos

*Afuera con ello

Decidí probar. Nunca había intentado un cambio de dieta, y menos tan radical. Porque lo cierto es que aplicar este régimen alimenticio suponía **tirar a la basura la mayor parte de productos del supermercado** contenidos en el armario de mi cocina y en mi nevera.

Hasta ese momento nunca había querido perder demasiado tiempo en la cocina, así que compraba muchos productos enlatados y abundancia de comida preparada, de esa que se hace en el microondas en 2 minutos, con frecuencia. Freía el resto de la comida.

Casi nunca comía vegetales ni frutas, salvo alguna ocasión aislada. Consumía cantidades ingentes de lácteos, el queso y la leche de vaca eran mis grandes pasiones.

En fin, el cambio iba a ser bestial.

¿Y si luego no funcionaba? A estas alturas de la película, estaba desesperada. Tenía dolor y molestias casi constantes, y veía cómo mi cuerpo seguía deteriorándose año tras año sin que mi médico habitual hiciera algo más que encogerse de hombros, y ofrecerme la misma terapia biológica o inmunosupresora que podría dañar mis órganos vitales sin curarme, o provocar un desequilibrio permanente de mi sistema defensivo. *Creo que si el diablo se me hubiera aparecido y me hubiese hecho una oferta maligna a cambio de quitarme el Crohn, la habría considerado muy en serio.*

> **El aumento de las enfermedades autoinmunes, cánceres y otras enfermedades 'modernas' ha sido impresionante en los últimos años. Solo recientemente algunos médicos (¡pocos! La mayoría siguen empecinados en forzar el sistema de defensas) han empezado a RELACIONAR LA ALIMENTACIÓN CON ESTA PANDEMIA**

Esta peste que asola a los países desarrollados se puede atribuir a muchos factores, entre ellos las toxinas contenidas en el aire y en el agua, el uso de pesticidas, el abuso de medicinas, exposición a hongos, estrés crónico, y genética.

> Pero **el factor vital en la multiplicación de afectados por enfermedades autoinmunes (y otras dolencias de las llamadas 'modernas') es nuestra dieta moderna.**

¿El común denominador para todos nosotros? Que todos tenemos que comer a diario. Las demás circunstancias difieren.

Pero la comida nos une a todos.

Se ha atribuido buena parte de estos malestares a circunstancias psicológicas.

Que si el estrés malo, pensamientos negativos, traumas sin resolver, etcétera, etcétera, etcétera.

Tonterías.

Lo digo con bastante conocimiento de causa, pues durante dos décadas probé a reducir el estrés de todas las maneras posibles, y a controlar mis emociones y ser más 'calmada'. Meditación, reiki, tai chi, técnicas orientales, herboristería, homeopatía,...

Me ayudaron a disponer de un estuche de herramientas psíquicas muy válidas para enfrentarme a los golpes de la vida, y seguir adelante.

Pero en cambio **no funcionó en absoluto en lo que se refiere a mi estado físico**.

Ahora bien, y yo soy la primera sorprendida, desde que he adaptado mi dieta, **ya no tengo ningún problema en sentir emociones fuertes**, en expresar enfado o frustración abiertamente, en sentirme mal por algo externo que me afecta,...

Todo eso que antes me producía terror, pues con frecuencia desencadenaba el ataque de Crohn, ahora ya no me afecta.

Puedo subirme por las paredes con total libertad, puedo sentir pánico, o tener un bajón impresionante durante unos días: mi cuerpo está preparado para aguantar ese y otros excesos, y ni se inmuta.

En ese sentido, ¡he vuelto a los veinte años!

Mientras mantenga mi régimen alimenticio, mi intestino funciona perfectamente y no se hace notar para nada, salvo por la sensación de bienestar que tengo después de una rica comida.

> **Levantarse todas y cada una de las mañanas siendo una persona sana y vital es el mayor milagro que he experimentado en un cuarto de siglo, y no ceso de dar gracias** por ello.

●

La dieta moderna, repleta de comidas 'rápidas' y preparadas, de granos, cereales, harinas y otros ingredientes genéticamente modificados.

●

La dieta moderna, que apenas contiene vegetales ni frutas, y las que contiene están transformadas, adulteradas y conservadas artificialmente de modo que apenas conservan sus propiedades originales.

#2 La inflamación y el dolor son tus aliados, no tus enemigos

Según la medicina tradicional china, la inflamación siempre empieza en las tripas. Y a su vez, las enfermedades modernas, entre ellas las autoinmunes, comienzan con inflamación.

La inflamación no es un síntoma dañino que hay que reparar y eliminar a toda prisa con medicamentos, sino una respuesta defensiva de urgencia que emite el cuerpo ante un ataque

Un ataque como el envenenamiento por la comida moderna, por ejemplo.

Habrá gente que diga que soy muy exagerada al describirlo como 'envenenamiento'.

Pero **la rapidez con la que mi cuerpo se ha recobrado del todo, en cuestión de pocas semanas, y la facilidad con que vuelven los síntomas en toda su crudeza si recaigo, me dan pie a pensar que sí, que he sufrido un envenenamiento diario con todas las de la ley** durante más de veinte años.

En realidad, durante toda mi vida, porque... ¿quién iba a pensar que los apetitosos estantes del supermercado y los menús de restaurantes y tascas que hacen la boca agua fueran una puerta al infierno del dolor y la mala salud?

Echa un vistazo a tu alrededor. Cada vez más productos en el supermercado llevan la etiqueta 'Sin gluten' o 'Sin lactosa' o 'Sin alérgenos'. ¿Se han vuelto cooperativas y solidarias las grandes cadenas alimentarias?

No, es que ellos saben algo que el gran público no sabe.

Han detectado una tendencia que va en aumento.

Cada vez más gente padece extrañas enfermedades de las que no se sabe la causa. Vuelven otras que se creían erradicadas, como la gota. Y vuelve entonces también la pregunta: ¿Qué estamos comiendo? Piénsalo. Es tu cuerpo. Cuídalo como si fuera tu hijo. Sigue unas pocas precauciones dietéticas básicas para empezar. Si ya estás enfermo, es muy posible que empieces a mejorar rápidamente. Si estás sano, le estarás garantizando a tu envoltura terrenal la mejor vida posible, y con ello aumentarás tu calidad de vida para los años venideros.

EJERCICIO PRELIMINAR: CORTA CON EL GLUTEN

Puedes empezar hoy mismo. Elimina el gluten de tu dieta. Del todo. Muchos expertos en nutrición, cuando se les pregunta por si solo pudieran una única recomendación, responden esto: GLUTEN NO. El trigo ya no es lo que era. Puede hacerte mucho daño.

La buena noticia es que en cualquier supermercado del presente encontrarás muchos sustitutivos. Deja de comprar tu marca habitual y busca justo al lado aquella La inmensa mayoría de los postres contienen gluten, porque están hechos de harina.

Y los que tienen trigo, se sustituye con maíz, otro alimento prohibido. Pero el que busca, encuentra. También hay

postres sin gluten, y de nuevo, cada vez más.

Acostúmbrate a la compra consciente. Da ese primer paso y quita el gluten

Apuesta siempre por la etiqueta que diga las palabras mágicas: 'Sin Gluten'. Incluso la tradicional pasta italiana, macarrones y demás, tiene en nuestros días sabrosos sustitutivos basados en el arroz.

Si aún no estás convencido, sustituye la palabra 'gluten' por 'arsénico', y entenderás la idea. Una microscópica ingestión de arsénico no te matará, ni siquiera muchas tomas ínfimas repetidas a lo largo del tiempo, pero los efectos empezaran a notarse muy poco a poco:

- El comienzo puede ser verrugas, náuseas y vómitos
- Cólicos y diarreas de poca importancia.

Pero es que el problema va escalando progresivamente y pueden manifestarse úlceras y verrugas, y siguiendo la progresión lesiones cardiacas y cánceres de diverso tipo.

OJO. Puede ocurrirte lo siguiente: un amigo de mis hermanos, que estaba perfectamente sano, quiso dejar el gluten para encontrarse aún mejor y se quejó al poco tiempo de que lo único que lograba con ello era debilitarse. Tenía permanente sensación de hambre y sin gluten no sabía qué comer, pues el gluten invade todo nuestro espectro dietético.

Su error:

Eliminar alimentos sin sustituirlos por otros. Su dieta se empobreció.

Y es que:

HAY QUE PRESTAR ATENCIÓN A LA SEGUNDA PARTE DE LA ECUACIÓN:

No se trata solamente de suprimir alimentos potencialmente tóxicos

> **para el organismo, sino de SUSTITUIR**

Además, cuando se adopta un estilo nutricional más sano es normal tener una leve sensación de hambre, de no estar saciado, al principio.

Y si bien es cierto que en la primera semana, meses incluso, puedes experimentar cierta sensación de debilidad, esta irá remitiendo según vayas compensando los alimentos más artificiales a los que estabas acostumbrado con la ingesta de comida más sana, como los huevos - ideales para evitar la anemia- o los chuletones al vapor (por poner dos alimentos que me encantan).

Además complementarás tu nueva dieta con vitaminas y probióticos.

En poco tiempo deberías tener unos análisis de ensueño: sin colesterol, ni

anemia, ni tensión alta, y con todos los indicadores en orden.

Se ha hablado mucho, sobre todo recientemente, de la conexión entre el sistema digestivo, el cerebro, y el sistema inmune.

Al vientre se lo conoce como 'el segundo cerebro'.

Cuando hay un desequilibrio autoinmune, el cerebro inmediatamente lo detecta, las defensas entran en acción y el sistema digestivo se resiente, independientemente de si la acción inflamatoria se produce ahí o en otra parte del cuerpo.

Repito: estamos sufriendo un envenenamiento masivo. Cuando surgen esas reacciones físicas no necesariamente tienen que ver, a primera vista, con el sistema digestivo. Eso es lo que despista a la medicina actual, que por ejemplo trata a las enfermedades autoinmunes por separado, cuando es probable que tengan un origen común, la alimentación. Y no solo las autoinmunes, el doctor Seignalet logró mejorías significativas al cambiar la dieta para varios cientos de enfermedades de lo más variadas, y que en principio no tenían ninguna relación entre sí.

Muchas personas, suerte que tienen, aguantan muchos años antes de tener ninguna reacción física visible.

Pero hay otro grupo más sensible, que crece sin parar, cuyo revestimiento intestinal no aguanta tanta agresión constante, y al final empieza a sufrir heridas y luego filtraciones al flujo sanguíneo de toxinas, bacterias y otras sustancias perjudiciales. A ese intestino se le conoce como **'intestino permeable'**. Una vez que se activa, no hay vuelta atrás, lo tendrás para toda la vida. Al menos, si la medicina tradicional no halla una forma de repararlo, cosa que hasta el momento no ha sucedido.

#3 Lo primero es detenerse y ver qué estamos haciendo mal

En este punto es muy probable que aún no hayamos detectado que tenemos un problema físico, puesto que todavía no se ha manifestado con síntomas agudos, como dolor, inflamación o vómitos. Pero el ciclo sigue su curso. Las defensas están en máxima alerta en todo el cuerpo y luchan con todas sus fuerzas, y sin embargo nosotros, inconscientes de lo que hacemos, seguimos sobrecargando el organismo con alimentos tóxicos día tras día, comida tras comida. La proporción de microorganismos y tipo de bacterias que residen en el organismo -unos beneficiosos y otros dañinos- se altera a favor de estos últimos.

Las bacterias intestinales beneficiosas actúan como cubierta protectora a la mucosa intestinal, e impiden a las sustancias potencialmente nocivas de atravesarlas. Hasta que son sobrepasadas. En ese momento las defensas no aguantan en niveles normales y han de activar la respuesta extrema, dando la voz de alerta, para que nos detengamos.

Empieza la enfermedad autoinmune. El cuerpo se inflama, produce dolor, diarrea, vómitos, y parece que no fuera nuestro. Todo, **con el fin de detenernos y que no sigamos introduciendo sustancias perjudiciales en el organismo**.

Pero claro, nosotros no lo sabemos y a la mínima oportunidad en que volvamos a encontrarnos mínimamente bien, y con la ayuda de fármacos fortísimos, proseguimos con nuestra alimentación habitual.

En fin, para qué seguir.

Es un ciclo autodestructor penoso, y en el punto de

arranque   está   la comida moderna

Por eso **vigilar y controlar la dieta** es muy necesario, incluso para personas que no sufran de enfermedades inflamatorias o autoinmunes, pero cuya salud también se haya resentido por otras causas, o que sencillamente quieran prevenir antes de arriesgarse a perder su buena salud.

Esto tiene una importancia vital para cualquier ser humano. Estamos hablando de que **a diario todos ingerimos sustancias venenosas para nuestro organismo**, que nos venden en los supermercados como inocuas. Es hora de detener este envenenamiento masivo, consentido por las autoridades.

NECESITAS CON URGENCIA APRENDER DE NUTRICIÓN Y ELIMINAR DE TU DIETA LOS ALIMENTOS QUE CAUSAN INFLAMACIONES, ALERGIAS Y OTRAS ENFERMEDADES DE LAS 'MODERNAS'

Y es necesario empezar hoy, según leas estas líneas. Ni mañana, ni pasado.

En el momento en que empieces a alimentar bien a tu cuerpo, tu sistema natural de defensas empezará a resucitar y fortalecerse.

En pocas semanas ya no necesitarás medicamentos que alteren tus defensas, pues estarán funcionando perfectamente.

El envenenamiento masivo de tu cuerpo habrá cesado y ya no necesitarán estar en máxima alerta todo el tiempo.

La dieta ancestral, con rasgos de paleodieta aunque no tan estricta, tiene la característica de que, tras un periodo de transición que puede durar hasta un mes o incluso varios meses, el cuerpo se mantendrá sano mientras mantengas la dieta. Pero en el momento en que tomes algo con gluten, un cereal o un producto lácteo, la recaída es casi instantánea.

Es como si **el cuerpo, una vez depurado y recobrado la normalidad, se hubiera afinado como un instrumento de precisión y rechazara de forma más certera y rápido todo aquello que consumamos que le hace daño.**

La parte buena es que, una vez que hayas practicado esta dieta durante un mes más o menos, no querrás volver atrás. ¿Por qué? Porque los alimentos industrializados o perjudiciales que antes te encantaban te

parecerán ahora insípidos y sin sabor, como de plástico.

No solamente me pasó a mí, he leído varios libros de otras personas que tuvieron la misma reacción.

2
Segunda etapa: TU CUERPO RENACE

El libro del doctor Seignalet, al ser él medico, y por mucho que ha intentado bajar el listón para hacerse entender por el gran público profano, resulta arduo y tedioso para muchos lectores, a tenor de los comentarios que aparecen en la página del ebook en Amazon.

Confieso que yo al principio obvié casi cada capítulo (salvo el específico para enfermos de Crohn), y fui directamente al número 5, donde se describía la dieta. No obstante, alguna frase aislada me llamó la atención.

***

Recuerdo la primera vez que me enfrenté a un plato de vegetales crudos.

En mi familia no hay tradición de comer mucho vegetal, así que para mí aquello era muy poco apetecible. Empecé por un plato de postre, y fui cortando en rodajas el pepino, el calabacín, el apio, el puerro, la zanahoria. El plato quedó muy atrayente a la vista, pero al intentar comerlo... ¡me era francamente desagradable!

Sobre todo el apio, que me resultó detestable al paladar. Pero perseveré.

Un día, y otro día, y otro. Desde los primeros días, noté no obstante con sorpresa que mi cuerpo, sensibilizado por la larga enfermedad, no opinaba lo mismo que mi sentido del gusto.

> Pasar el alimento por la boca, masticarlo y tragarlo, me era francamente difícil, pero una vez que los vegetales iniciaban su viaje cuesta abajo por el tracto digestivo... ¡mi cuerpo estaba feliz!

La digestión se llevaba a cabo sin ningún problema y todo mi organismo disfrutaba de la experiencia.

No había ningún tipo de síntomas habituales, ni siquiera pesadez ni ardor de estómago.

Comer volvía a ser un placer, sin miedo a las consecuencias.

De manera que perseveré. día tras día.

La primera semana fue especialmente dura, tragarme aquello era mi sacrificio diario. La segunda ya no fue tan mala. Y a la tercera empecé a disfrutar.

Siguió pasando el tiempo y yo seguí con mi platito diario de vegetales. Fui añadiendo vegetales al plato, probándolos según iba aprendiendo a distinguirlos en mi supermercado habitual, que por suerte es muy grande y está bien provisto. Puerro, brócoli, cebolleta,...

En algún momento el platito se que me quedó pequeño y me pasé a un plato grande.

Un poco más tarde me di cuenta alucinada que mi paladar había acabado por acostumbrarse al nuevo régimen y hasta le encontraba la gracia.

De modo que ya no hubo ninguna resistencia, y a día de hoy disfruto de mi experiencia vegetal diaria tanto o más que cuando me como un buen filete o un delicioso pescado al vapor.

Esto último es de vital importancia, por eso lo vuelvo a destacar a continuación:

> Mi paladar había acabado por acostumbrarse al nuevo régimen y hasta le encontraba la gracia. Ya a no hubo ninguna resistencia.
>
> A día de hoy **disfruto de mi experiencia vegetal diaria** tanto o más que cuando me como un buen filete o un delicioso pescado al vapor.

Si una persona como yo, por educación y naturaleza adversa a todo tipo de vegetales y fruta, puede llegar a disfrutar y sentirse cómoda plenamente con esta nueva dieta, créeme, tú también puedes.

EMPECEMOS. PRIMER DÍA de un mes ajetreado en que vas a tener mucho que limpiar en tu cocina:

1. Agarra una bolsa y vete sacando de tus armarios y alacenas los alimentos que NO puedes permitirte, si quieres seguir (estar) fuerte y bien. Puedes regalarlos o, como hice yo, tirarlos a la basura.

Cierto que me dieron remordimientos por tirarlos a la basura, pero luego pensé en el sabio dicho de Shrek: "Mejor fuera que dentro". <u>Si esa comida me había estaba envenenando de forma continua durante muchos años, no volvería a tocarla</u>. Todavía a día de hoy siento remordimientos por lo que le hice pasar a mi cuerpo, aunque fuera de forma totalmente inconsciente.

2.- ELIMINA ALIMENTOS POTENCIALMENTE DAÑINOS. De una doctora americana leí que decía que, si tuviera que recomendar una sola modificación en el régimen alimenticio de las personas, una y solo una, esa sería la ERRADICACIÓN POR COMPLETO DEL GLUTEN.

- Empieza por ahí. Eso significa eliminar el pan y la bollería. TODO EL PAN, TODA LA BOLLERÍA. Pero luego, claro que puedes encontrar sustitutos, como hice yo.

- También habrás de suprimir la pasta italiana (macarrones, fideos...), puesto que su principal componente es el trigo y cuando no, el maíz. Pero ahora están surgiendo marcas que ofrecen fideos de arroz, y ya empiezan a encontrarse en los estantes de los supermercados.

Pero vamos por pasos.

SUPRESIÓN DE TRES ELEMENTOS PRINCIPALES PARA EMPEZAR:

1. Trigo (gluten)
2. Maíz
3. Leche y lácteos

Citando de nuevo al doctor Seignalet, <u>"la supresión del trigo, el maíz y la leche es a veces el elemento determinante para obtener una curación"</u>.

Muchas dolencias relativas al intestino, por ejemplo, se curan eliminando estos tres elementos de la dieta.

Con frecuencia, es cuando nos disponemos a eliminarlos que nos damos cuenta de la gran presencia de gluten, maíz y lácteos en nuestra dieta habitual.

Yo cuando limpié mis armarios de productos alimenticios que los contenían los dejé casi vacíos.

Vete fijándote en la composición de cada elemento. El trigo, y en menor medida el maíz, aparecen por todos lados.

Por suerte, **la presencia de productos sin gluten en nuestros supermercados también aumenta día a día**.

¡Recientemente he visto regaliz sin gluten! Y eso, que es muy positivo, indica que el público en general ha empezado a darse cuenta de que, con unos sencillos cambios en la alimentación, su salud mejorará increíblemente.

Evitar asimismo el consumo de:

- Conservas.
- Azúcar blanco y productos que lo contengan (postres).
- Harinas Blancas.
- Sémolas (harina de trigo, de maíz, y de otros cereales).
- Copos de cereales.
- Pan Blanco.
- Sal refinada.
- Aceites industriales.
- Margarinas.
- Leche y productos lácteos. Especialmente mantequilla.
- **Suprimir todas las frituras.**

- No utilizar ni el horno microondas ni el horno ni la cocina convencional. Emplear ante todo el método de la **cocina a vapor** (sobre una olla o cazuela se sitúa un colador grande y dentro del colador, la comida que se desee cocinar; se coloca una tapa sobre el colador y se espera a que hierva el agua y emita vapor hacia arriba que cocine los alimentos). Mucho mejor aún, y menos engorroso, es hacernos directamente con una vaporera (no es cara: unos 20 euros).

- Está permitido cocer o guisar los alimentos, incluso en casos de urgencia prepararlos al horno o calentarlos en el microondas, siempre que no sea costumbre. El método favorito, no obstante, debe seguir siendo al vapor o, por supuesto, como los alimentos crudos (como por ejemplo una riquísima tabla de embutidos con jamón, chorizo, salchichón,...

Es importante eliminar de tu dieta:

Toda la leche y los productos lácteos

de origen animal (quesos, yogures,...).

Todos los cereales salvo el arroz y el trigo sarraceno.

Los anteriores, lácteos y cereales, constituyen un riesgo que hace que perpetuemos nuestra mala salud. ¿Por qué? Porque no formaban parte de la dieta original del ser humano hasta hace muy poco, y porque han sufrido manipulaciones y transformaciones en el proceso industrial que hace que nada o muy poco se parezcan a los consumidos por nuestros antepasados.

Miras a tu neveras, a los armarios de la cocina... se han ido quedando vacíos. ¡Está todo tan desolado! A lo mejor se te pasa por la cabeza que has hecho una estupidez. De eso nada, y te darás cuenta pronto. Los vas a llenar en seguida con alimentos ricos y saludables que no dañarán tu cuerpo. Y no hablo de extrañas recetas biosaludables de las que nunca hayas oído hablar, sino de la carne, el pescado y el pollo de toda la vida, entre otros muchos. Pasa al capítulo 3 para entrar de lleno en esa etapa.

3

Tercera etapa:
¿Y AHORA QUÉ COMO?

Las dietas llamadas ancestrales y crudívoras asustan al principio, porque ya has echado un vistazo a otros regímenes y te parece mucho sacrificio y... poca chicha. No es el caso. Hablemos de lo que en principio vas a poder comer sin restricciones:

Consumir:

1.

CARNE

2.

PESCADO

3.

HUEVOS

4.

LEGUMBRES

5.

VERDURAS
frescas

6. Se recomienda **comer** también, en cantidades suficientes:

- Ensaladas.
- Frutas frescas.
- Frutos secos con moderación (almendras, cacahuetes, castañas, avellanas, nueces...).

● Miel en lugar de azúcar. Y si puedes pasar también sin miel, todavía mejor.

● Carnes (o crudas o al vapor).

● Pescados (crudos, como los boquerones en vinagre, o al vapor).

● Huevos (crudos o todo lo más, pasados por agua).

● Legumbres (espaciar un poco; comer dos o tres veces por semana máximo, solo una vez por semana si se te hacen pesadas o incluso con menor frecuencia, suprimir del todo de la dieta aquellas que no nos sienten bien).

● Sal no refinada.

● Utilizar tortitas de arroz (de esas de dieta) en sustitución del pan, si no se puede prescindir de él por completo.

● Aceite de oliva o girasol puede seguir utilizándose, pero no para freír. En seguida explicaremos cómo.

COCINAR:

-Hay muchos alimentos crudos que componen una buena dieta.

-Alimentos al vapor.

> Todo lo más, alimentos poco cocidos y a temperatura baja de cocción si no tiene las alternativas anteriores.

APORTES EXTRAS EN LA DIETA:

- Tomar mucha vitamina C (en sobres o pastillas que se disuelven en agua).
- Prebióticos (son los plátanos verdes) y probióticos (hay varias marcas). Te lo explico pronto.
- Ingerir suplementos de vitaminas y oligoelementos. También hablaremos de ellos próximamente.

Antes de seguir, permíteme hacer una **puntualización fundamental**: estas son las pautas fundamentales del régimen, pero puede haber alguna de estas cosas que a ti individualmente te sientan mal.

Una vez que sigas las pautas de la dieta, y elimines las causas más probables de malestar y enfermedad, te será fácil detectar y aislar el alimento que te hace daño. Elimínalo sin paliativos. Y a la inversa, puede haber algún alimento de los prohibidos que a ti no te haga tan daño.

Yo por ejemplo tolero perfectamente el azúcar, aunque siempre se me haya advertido que es malísima para la enfermedad que padezco (padecía). Si lo mismo te ocurre a ti con algo, es decisión tuya si quieres seguir consumiéndolo de vez en cuando, aunque siempre con cuidado y moderación. Tú eres el timonel de tu nave, que es tu cuerpo en este caso. O el CEO encargado de la gestión de la empresa (de nuevo tu cuerpo).

Algunos regímenes propugnan el limitar una vez al día el consumo de carnes, pescados, huevos o legumbres. En mi caso particular, yo he limitado mucho más el consumo de legumbres, puesto que he comprobado que no las digiero bien, y solo tomo lentejas una vez por semana.

Pero si se digieren bien, no hay problema en comer legumbres (lentejas, garbanzos,...) varias veces a la semana. Sin excesos, eso sí, todos los días tampoco, pues representan una sobrecarga para el cuerpo a la hora de hacer la digestión.

Carnes, pescados y huevos efectivamente solo los tomo una vez al día, normalmente al mediodía. Pero no me hacen daño si alguna vez excepcionalmente como dos veces carne o pescado, a la comida y a la cena.

Para mí lo habitual es comer bien al mediodía y hacia la cena suelo tener menos hambre, así que de forma natural *he*

adoptado esa costumbre de solo comer platos fuertes una vez al día. **Depende de la persona.**

Si te mantienes dentro de los alimentos permitidos en este tipo de dieta, y solo comes los alimentos que te sientan bien, la cantidad de esos alimentos que ingieras no es tan importante: **incluso en alguna ocasión puedes comer de más y tu cuerpo lo digerirá sin problemas**

Algunos regímenes de este mismo tipo propugnan incluso el limitar una vez al día el consumo de carnes, pescados, huevos o legumbres

Tomar alimentos crudos puede dar repelús o incluso un poquillo de asco al principio, pero en realidad, gracias a la variedad de oferta de nuestros supermercados, encontrarás algunas **'joyas'** que no conocías, y si te pasa como a mí que soy de buen diente, con el tiempo te aficionarás a ellos.

- Los HUEVOS CRUDOS.
- MARISCO
- CARPACCIO / ROSBIF

Por supuesto, cada persona es un mundo. Yo por ejemplo puedo tomar algún postre (sin gluten) que lleve pequeñas cantidades de azúcar sin ningún problema. No tomo patatas cocidas ni las hago al vapor (¡nunca fritas!) porque se me hacen pesadas.

Pero ahí entra la segunda etapa, en que tendrás que experimentar a partir de la dieta base expuesta en estas líneas lo que te viene bien o mal.

LOS ALIMENTOS PROHIBIDOS BÁSICOS (TRIGO, MAÍZ, LÁCTEOS) NO SE ADMITEN EN NINGUNA CIRCUNSTANCIA, PERO HAY OTROS MUCHOS QUE ENTRAN EN UNA AMPLIA ZONA 'GRIS'

Hay personas que los toleran bien y no sienten efectos al comerlos, otras sí.

Estas últimas por supuesto deben abstenerse en cuanto noten que se sienten mal.

TU CUERPO SE VOLVERÁ UN ACERADO INSTRUMENTO DE PRECISIÓN

Si mantienes el régimen fielmente las primeras semanas, y luego intentas 'hacer trampa' y comerte un bollito lleno de gluten, por ejemplo, el malestar o la enfermedad que padecías volverá casi de inmediato y tendrás ganas de vomitar, o te dolerá.

El cuerpo lanzará señales fulgurantes de que ese no es el camino.

Por suerte, para compensarlo, te diré que una vez que entres en una dieta sana, si en algún momento pruebas alimentos precocinados o industriales 100%, la gran mayoría te sabrán como si te estuvieras comiendo una tarjeta plastificada. Alucinarás. ¡Con lo ricos que te parecían antes!

Pero ahora, acostumbrado a comer muchos vegetales y frutas, carne, pescado... te has liberado sin darte cuenta de toda la comida basura y tu cuerpo se ha ido regenerando poco a poco.

El protocolo autoinmune

Aunque yo he seguido las recomendaciones del doctor Seignalet, y me ha ido muy bien, poco a poco este conocimiento de que un determinado tipo de dieta sirve para tratar enfermedades autoinmunes crónicas, que cursan con episodios frecuentes de inflamación, ha ido entrando en la medicina tradicional.

El objetivo principal es reparar el sistema digestivo. Se ha diseñado para ayudar a personas que sufren problemas graves de salud como las enfermedades autoinmunes. Las dolencias autoinmunes más conocidas son la psoriasis, la enfermedad celiaca, el lupus, esclerosis múltiple, tiroiditis de Hashimoto, artritis reumatoide o la enfermedad de Crohn.

No obstante, las recomendaciones son válidas para cualquiera que desee reaprender a comer bien desde ya basándose en estos protocolos. Así se evita futuras enfermedades y aumenta su calidad de vida. Gracias a este tipo de dieta es posible vivir más años encontrándose en buen estado.

El tiempo promedio para que la enfermedad se vuelva inactiva en el cuerpo es de unas tres semanas. Tres semanas para sentirte sano y fuerte con esa dieta, y que tus defensas empiecen a funcionar normalmente. Sin embargo empezarás a notar una franca mejoría a partir de los primeros días. Tus defensas por fin podrán descansar y empezar a volver a niveles normales, pues ya no tendrán que luchar contra la ingestión de comida 'venenosa' día sí y día también.

Puedes comer:

- Carne
- Pescado
- Marisco
- Pollo
- Verduras y demás alimentos vegetales:

-Calabaza

-Calabacín

-Nabo

-Puerro

-Cebolleta

-Apio

-Zanahoria

-Cebolla

-Brócoli

-Ajo

-Aguacate (si le agregas una pizca de sal, estará delicioso), etc.

- Frutas
- Sal

- Café (con moderación)
- Miel (también moderadamente)
- Arroz y sus derivados (por ejemplo, aunque es difícil de encontrar, pan de arroz; las tostadas de arroz de dieta son el mejor sustitutivo para el pan).
- Leche vegetal (de soja, de arroz, de almendra...).
- Aceite de oliva o de girasol (pero no para freír).
- Alimentos crudos.
- Embutidos de todo tipo.
- Paté.
- Quefu (untado con paté de marisco o cabracho sobre una tostada de arroz hace un entrante exquisito).
- Frutos secos crudos.
- Huevos al vapor o crudos.
- La típica ensalada de lechuga, tomate y cebolla.
- Espárragos.
- Bebidas alcohólicas (con moderación, por supuesto).
- Chocolate siempre que sea puro (más del 70%) pueden tolerarlo algunas personas; otras no. A mí me sienta pesado, así que lo evito.
- Patatas y batatas sin que sea una comida frecuente, puedes comerlas de vez en cuando si las toleras bien y no te producen pesadez, gases u otros síntomas.

Y no puedes comer:

- Alimentos fritos.
- Alimentos procesados.
- Precocinados.
- Alimentos enlatados.
- Cereales.
- Gluten.
- Maíz.
- Productos lácteos de origen animal.

> LA REGLA INFALIBLE PARA, UNA VEZ ADOPTADA ESTA DIETA, SABER LO QUE PUEDES COMER O LO QUE NO, ES EL DICTAMEN DE TU CUERPO.

Recuerdo la primera vez que me zampé un gran plato de vegetales crudos, cortados en trocitos. Me costó dios y ayuda, pues el sabor del apio, por ejemplo, me repelía un montón. Pero cuando acabé mi cuerpo estaba feliz. Se sentía lleno pero ligero, y soltó un gran eructo (¡menos mal que estaba sola!). No me había encontrado tan bien físicamente después de comerme algo en años.

A medida que han ido pasando los meses y los años, mi cuerpo se ha ido afinando más y más como un buen instrumento de precisión.

Ahora sé exactamente el momento en el que sin darme cuenta he introducido algún alimento perjudicial en mi organismo. En cuestión de pocos minutos noto el malestar. La mayoría de las veces mi cuerpo es capaz de digerirlo sin hacerme vomitar ni empezar la cadena de mi enfermedad, puesto que meses de cuidados y buena alimentación lo han vuelto más fuerte y resistente, de forma que puede permitirse admitir una pequeña cantidad de alimento 'venenoso'. Me suele ocurrir cuando cedo a la tentación y pruebo algún alimento nuevo, sobre todo dulces, que dice "sin gluten". No tendrá gluten, pero algo dañino tiene, pues inmediatamente noto las señales de alerta y empiezo a encontrarme un poco mal.

Tan entrenado está el cuerpo con esta dieta que hace pocos días noté que una calabaza que tenía en la nevera y que iba comiendo poco a poco sabía ya mal. No le dí mucha importancia a que se estuviera estropeando y me comí un poquito de todas maneras. Lo siguiente fue salir disparada para el baño y vomitar todo lo comido en cinco minutos. El cuerpo volvió a la normalidad como si nada. Descansé un poco y por la noche ya cené normalmente.

> **Cada día, semana y mes que transcurra mientras vigilas tu dieta y te aseguras de no ingerir porquerías que te dañen físicamente, más entrenarás a tu cuerpo para que sea el mejor instrumento de vigilancia y control de tu ALIMENTACIÓN y BUENA SALUD**

Y aquí viene lo bueno:

-Manteniendo esta dieta unas pocas semanas comprobarás con sorpresa que no solo mejora de forma increíble tu estado general de bienestar. Además **si**

estás tomando medicación poco a poco no la necesitarás más, o al menos podrás reducir de forma significativa la dosis que tomas habitualmente.

-Si padeces de **dolor crónico** como lo hacía yo te darás cuenta de que la mayoría de los días **desaparece**.

-**Dejarás atrás los gases y molestias estomacales, úlceras, y otros malestares relacionados con el tracto digestivo** -que son la ya mayoría, porque la nutrición juega un papel mucho más importante que el que se le ha asignado en la medicina tradicional.

Lo ideal es empezar con la dieta en sentido estricto, sin permitirse ninguna concesión durante los primeros seis meses. Transcurrido ese tiempo puedes pensar en hacer alguna prueba para personalizar tu régimen alimenticio, siempre que mantengas las directrices principales.

Por ejemplo, a mí las patatas me sientan mal, pesadas, aunque estén admitidas en la dieta.

Y en cambio tolero bastante bien el azúcar.

El chocolate aunque esté admitido y me guste me da diarrea, así que lo evito.

De vez cuando me tomo alguna golosina, si en el etiquetado pone que 'sin gluten' mejor. Pero incluso así ha habido golosinas que me han sentado mal según me las he tragado. Las tacho entonces de forma terminante de mi lista, y a otra cosa, mariposa.

UN AVISO IMPORTANTE: En el momento en que inicias esta dieta saludable cabe la posibilidad de que sufras una reacción bestial durante los primeros días. No nos pasa a todos, pero a algunos sí.

¿Por qué? Porque el organismo se limpia del veneno y por primera vez en muchos días está comiendo comida sana. Procede entonces a lo que podríamos denominar una limpieza general de la casa. Las defensas se lanzan a eliminar toda traza de porquería que aún acumule el sistema digestivo.

En mi caso sufrí una crisis de Crohn impresionante. Tres días vomitando sin parar, con dolores y malestar fuertes.

Si te ocurre lo mismo, no te asustes. Es una sola vez y después quedarás limpio y como nuevo, y **no volverá a repetirse mientras mantengas la dieta saludable**.

4

Cuarta etapa: COMPLEMENTOS VITALES

Aparte del cambio en la dieta propiamente dicho, veamos ahora los complementos a la alimentación que es aconsejable tomar a diario. Mantendrán tu sistema digestivo funcionando como un motor bien engrasado. Y si tu sistema digestivo va como un reloj, tienes muchas probabilidades de que el resto de tu cuerpo también esté boyante.

A - Alimenta tu segundo cerebro

#1 El regalo de los probióticos

Los probióticos son indispensables en tu nuevo estilo de vida.

1. **Logran que el organismo esté más sano y alejan enfermedades.**
2. **Mejoran el proceso digestivo.**
3. **Refuerzan el sistema inmune (nuestras queridas defensas).**
4. **Facilitan la absorción de nutrientes.**
5. **Reequilibran la flora bacteriana.**
6. **Si tienes necesidad de tomar antibiótico o medicamentos con efectos secundarios fuertes, un probiótico es mucho mejor que un protector de estómago de los convencionales.**
7. **Logran que el organismo esté más sano y alejan enfermedades.**

¿LA DOSIS DE PROBIÓTICOS ADECUADA?

Cada día

Sin falta

-Si sufres algun problema de salud, aunque sea leve, como gastroenteritis, alergías, infecciones... necesitas a los probióticos para restaurar la microbiota.

-Si eres de los pocos bendecidos que disfrutan de una salud inmejorable, y quieres seguir así, los probióticos son tu mejor aliado.

Sea como sea, probióticos SÍ. No lo dudes.

Puedes probar con probióticos como los lactobacillus y los bifidobacterium. Yo compro en mi herboristería favorita un complejo de probióticos especialmente diseñado para favorecer la digestión, a base de 14 especies de microorganismos seleccionados de los géneros Lactobacillus, Lactococcus, Bifidobacterium y Streptococcus, que además aporta extracto de hinojo, enzimas digestivos, aloe vera y vitaminas D y B6. Me va muy bien,y realmente hace una diferencia en el día a día.

Algunos ejemplos de cómo pueden ayudarte los probióticos:

- para preservar la buena salud, lactobacillus y bifidobacterium en general.

-estreñimiento o hinchazon, lactobacillus acidophilus o lactobacillus casei.

-diarreas, saccaromyces boulardii.

-infecciones vaginales, lactobacillus acidophilus.

-ansiedad, lactobacillus plantarum y bifidobacterium bifidum.

Pero en general toma una vez al día una capsula de algún complejo de probióticos, mejor si se dirige especialmente a cuidar el sistema digestivo. Eso no falla.

Algunos tipos de probióticos necesitan conservarse refrigerados, otros a temperatura ambiente siempre que no sea demasiado calurosa.

#2 La pareja ideal para mantener tu cuerpo en forma

PROBIÓTICOS.... Y PREBIÓTICOS

Son la pareja perfecta.

- Con los **probióticos** aportamos al organismo bacterias extra que le ayudan a funcionar correctamente.
- Los **prebióticos** sirven de alimento a las bacterias que nos ayudan, para que puedan desarrollarse y multiplicarse.

Por tanto combinar probióticos y prebióticos a diario es ideal. Entre ellos solo hay una pequeña diferencia: mientras que los probióticos vienen en cápsulas, los prebióticos son alimentos que posiblemente ya consumas.

Solo tienes que sistematizar este consumo para hacerlo a diario, y listo.

¿Los mejores probióticos? LOS PLÁTANOS VERDES. Cuanto más verdes, mejor.

Todos los días, que no falte un plátano verde en tu dieta. Recuerda comerlo antes de que madure hasta el color amarillo, entonces la propiedades prebióticos se difuminarán. El sabor del plátano se tornará más dulce, pero ya no será tan efectivo en la aportación de prebióticos que necesitas en tu dieta saludable.

¿Otros alimentos que estimulan el crecimiento y la actividad de las cepas de probióticos, y que están incluidos en tu nuevo régimen alimenticio recomendado?

- Legumbres.
- Espárragos.
- Puerros.
- Cebollas.

Al incorporar alimentos prebióticos en la dieta potencias el efecto de los probióticos

ATENCIÓN: Los probióticos que le van bien a una persona pueden no servir para otra. Cada caso es diferente. La microbiota de un individuo difiere de la de otro. Hay muchos factores que la condicionan: el género, la edad, los hábitos, el entorno, el estado de su salud, las enfermedades que se padezcan...

En mi caso tuve suerte y, aunque mi médico me había asegurado que nunca volvería a tener las defensas normales, lo cierto es que con el cambio de dieta, ayudado por la ingesta de probióticos y prebióticos, **mis defensas volvieron a la normalidad en un tiempo récord** de tres semanas.

Todo mi cuerpo sanó a la velocidad de vértigo después de varias décadas ingiriendo lo que era veneno para él. Para otras personas ese efecto puede demorarse un poco más; incluso he leído de una persona que contra viento y marea mantuvo el nuevo régimen alimenticio hasta ocho meses y fue entonces cuando notó el gran cambio a mejor. Pero lo habitual es percibirlo **en cuestión de pocas semanas** o, todo lo más, dos o tres meses.

B - La increíble Glutamina

La glutamina es la gasolina del intestino. Y no olvidemos que el intestino es nuestro segundo cerebro, tan importante como el primero.

Es una **aliada fundamental para mantener el sistema digestivo** en buen estado. Fortalece la barrera intestinal. Pero ha de tomarse a dosis bajas o muy bajas. Yo tomo una cápsula al día de 500 miligramos y nunca he tenido problemas. La dosis diaria recomendada por el fabricante es de un gramo, o sea, dos cápsulas al día. Además, puedes optar por hacer descansos periódicos de un mes o mes y pico cuando lleves varios meses tomándola a diario.

Sea como sea, glutamina también SÍ.

Entre sus beneficios, además del de reforzar la barrera intestinal, se encuentran:

1. Mejora el funcionamiento del sistema inmune.
2. Estimula el número y buena salud de las células intestinales.
3. Te refuerza frente al estrés.
4. Contribuye a proporcionarte más y mejor calidad de vida.

La glutamina la puedes encontrar de forma natural en la leche, carne, pescado, huevos...

NO TE OLVIDES DE COMPLEMENTAR A DIARIO LA DIETA CON UN COMPLEJO VITAMÍNICO, PROBIÓTICOS Y GLUTAMINA. Eso mantendrá tus niveles de energía y vitalidad a tope mientras llevas a cabo la transición.

C - Herramientas dietéticas muy útiles

Recomendaciones útiles para casos concretos

En esta sección agrego otras recomendaciones dietéticas que te pueden ser muy útiles para complementar tu nuevo régimen de alimentación sana. El principio general a adoptar es probarlos si lo deseas: comprobar que te van bien. Si notas cualquier desazón, molestia, malestar u otras contraindicaciones, cesa de inmediato. Y siempre prueba los remedios a las mínimas dosis posibles: **se trata de ayudar al cuerpo a funcionar sanamente**, no de frenarlo ni de imponerle ayudas artificiales. El organismo está preparado por naturaleza para funcionar sanamente por sí mismo, no lo olvidemos.

- Un comprimido de un **complejo vitamínico** a diario. En principio puedes usar un complejo vitamínico general que te venga bien. Notarás que te sienta bien en que tu nivel de energía se mantiene en buenos niveles día a día. Si te sientes cansado con frecuencia pese a tomar un complejo vitamínico, tendrás que buscar otro que te convenga más. Además, puede ser que desees enfocarte por temporadas en vitaminas más específicas. Yo por ejemplo últimamente estoy tomando a diario un complemento de vitaminas que se centra en la salud y mantenimiento de los ojos, pues recientemente he empezado a tener ligeros achaques de visión.

- La **vitamina D** va aparte de lo anterior. Muchas personas sufren déficit de esa vitamina, pues el estilo de vida moderno no permite pasar el suficiente tiempo al sol para absorber la cantidad necesaria. La vitamina D3 contribuye eficazmente a la regulación de nuestro sistema inmune y nos protege de enfermedades. Por eso puede resultar conveniente ingerir por temporadas un suplemento de vitamina D3. Como siempre, con prudencia. **Dosis bajas** de comprimidos de 400 a 1000 UI por día serían una buena ayuda para que tu cuerpo funcione a la perfección y no existiría peligro de excederse. También puedes ingerirla en forma de gotas, de 30 a 50 ml diarios. Toma la vitamina D3 siempre de día, preferiblemente por la mañana, al fin y al cabo es la vitamina del sol. Además, como en el caso de la glutamina, importa hacer descansos periódicos tras tomar el suplemento a diario durante varios meses.
- Al principio de adoptar mi nuevo estilo alimenticio que me permitió volver a ser una persona sana tomé todos los días

durante muchos meses una tacita de **jugo puro de aloe vera**. Puedes encontrarlo preparado para consumir en muchas herboristerías. Tiene un sabor bastante neutro. Te ayuda a equilibrar tu organismo en el nuevo estado de salud.

- Por lo mismo que lo anterior recomiendo una cucharadita de **aceite de coco** al día. El coco es una ayuda para el cuerpo que no afecta negativamente a tu sistema digestivo en absoluto. Puedes encontrar este suplemento alimenticio en herboristerías, tiendas de dietética... incluso en algunos supermercados grandes.

- A raíz de mi cambio (para mejor) de vida, adopté el **jengibre** como condimento habitual que añadir a mis comidas. Los orientales considerar el jengibre casi casi como un curalotodo, al estilo del aloe vera.

- Si padeces **diarrea** crónica como sufrí yo muchos años, te aconsejo probar el **probiótico *Saccharomyces boulardi*i**. Viene en comprimidos y lo venden en farmacias, herboristerías y otros establecimientos de dietética. Pero ojo, intenta tomar mucha menos dosis que la recomendada. Por ejemplo, se recomienda ocho pastillas al día para el complejo que yo ingiero a diario, y yo solo tomo una. ¿Por qué? Porque en mi opinión es <u>mejor no forzar al cuerpo en exceso</u>, sino dejarlo que se vaya adaptando poco a poco a una mejor digestión más compacta. Si obligas a un cese brusco de la diarrea a fuerza de ayudas extra, puede ser que estés frenando en seco un mecanismo que el cuerpo necesita para funcionar. Si en cambio le aportas una pequeña ayuda para ir equilibrándose gradualmente, el proceso puede prolongarse en el tiempo, sí, pero será más efectivo en el largo plazo, puesto que tu intestino empezará a aprender a vivir sin recurrir a la diarrea como solución de emergencia a todas horas.

- Para los **dolores reumáticos**, lumbalgias, artritis varias, y ciática, entre otros, encontré como remedio casi milagroso la hierba **Boswelia** en comprimidos. La variedad Boswelia Serrata me curó un lumbago en dos días, cuando ya se estaba volviendo crónico. Desde entonces tengo este remedio como un elemento muy preciado de mi botiquín de emergencia para diversos achaques que puedan surgir.
- Con la edad la vista se va lógicamente deteriorando y empiezan a surgir complicaciones como la presbicia, por ejemplo. En el mercado existen diversos complementos alimenticios a base de **luteina**, glutatión, **aceite de pescado**, vitaminas y minerales que pueden ayudar a mantener la visión en las mejores condiciones posibles.

- En los primeros momentos de adopción de la nueva dieta el doctor Seignalet recomienda un **complemento lácteo, Ergyphilus, a base de fermentos lácticos**, para compensar la ausencia de leche animal. En mi caso apenas la noté, pues sustituí la leche de vaca por la de soja, almendra y arroz, y solo hubo un ligero cambio en el sabor al que me adapté sin problemas. Aún así, si lo necesitas, este complemento lácteo puede serte muy útil al principio para adaptarte.

- El **ácido fólico o vitamina B9** también puede consumirse como suplemento adicional si los análisis reflejan deficiencia relacionada con este elemento. Es fundamental para que el sistema inmune del cuerpo funcione como debe. Normalmente no se necesita, pues lo ingerimos en suficiente dosis gracias a las verduras (sobre todo crudas), vísceras de animales, legumbres y frutos secos, huevo, lentejas, nueces... Pero llegado el caso puede ingerirse una dosis diaria adicional en comprimidos hasta superar la deficiencia.

LA REGLA PARA COMER ES SIMPLE: COME CUANDO TENGAS APETITO, DEJA DE COMER CUANDO YA NO LO TENGAS

Esta regla es simple, pero no tan fácil de seguir en la práctica. Comemos cuando llega la hora de comer, sin importar si tenemos hambre. O picamos innumerables veces entre horas, forzando al cuerpo a estar siempre en modo alimentación, sin descanso salvo para dormir. El estado natural del cuerpo debería ser de estómago vacío.

DEJA PASAR COMO MÍNIMO 8 HORAS ENTRE COMIDAS. Otra opción es comer solo una vez al día.

No pasa nada por tener hambre, incluso puedes irte a la cama con hambre y no necesitarás dormir tanto y te despertarás pleno de energía.

Tampoco necesitas comer "porque sí" tres veces al día. Ese es un 'invento' reciente. Se ha demostrado en experimentos científicos que la forma de aumentar la longevidad un 30% de muchas especies es cuando reduces su ingesta de alimento un 30%.

Si además eliminas el consumo de azúcar, y mira que muchos alimentos de los que no sospecharías en principio sí contienen azúcares (lee los etiquetados), además de hacer la digestión súper fácil, tus deposiciones empezarán a mejorar. Nunca habrán sido tan 'saludables'. Si tu heces toman un matiz verdoso, no te asustes, es el resultado natural de haber incrementado tu toma de vegetales.

-Hay otro efecto curioso del nuevo régimen alimenticio: **toda la comida que solía encantarte anteriormente ahora te sabrá artificial, como si comieras plástico**. Al introducir vegetales y frutas a tutiplén, carne, pollo y pescado cocinados al vapor, y demás, tratar de comer algo como pizza o hamburguesas -llenas de gluten y compuestos químicos- ya no será tan placentero en pocas semanas. Volverás con gusto al apio y la zanahoria, incluso cuando al principio te costaba tanto masticarlos. Me dirás que eso es imposible. Eso mismo pensaba yo. La experiencia me hizo cambiar de opinión, y nunca me he arrepentido. **El cuerpo sabe**.

D - Recuperar movimiento

El cuerpo humano no está preparado para el sedentarismo. Desde la Prehistoria los seres humanos corrían

para escapar del peligro, se movían en tribus itinerantes en busca de comida, y solo descansaban el tiempo necesario para reponer fuerzas.

En nuestros tiempos forzamos al cuerpo a permanecer inmóvil durante la mayor parte del tiempo, y eso va contra la misma naturaleza de nuestro organismo. Desde tiempos prehistóricos hasta nuestros días la actividad del hombre ha sido constante, solo en raros momentos (aparte de dormir) se sentaría y se quedaría inmóvil. Para ese modelo de vida es para lo que nuestro cuerpo está preparado, y es a este ritmo al que debemos tender para no oxidarnos.

¿Sabías que cualquiera de nuestros antepasados, una larga fila de ellos hasta llegar a nuestros abuelos, nos darían sopas con honda en lo relativo a ejercicio, fuerza y resistencia en la actividad diaria? Estaban acostumbrados a una vida física mil veces más dura que la nuestra, y si eliminamos mortalidad infantil, plagas y ataques bacterianos de la ecuación, en realidad mantenían su cuerpo más entrenado y en mejor estado?

Solo hay que ver las fotos de aborígenes de todo el mundo antes y después de la introducción del régimen alimenticio y las costumbres modernas. Antes: musculosos, sin un gramo de grasa, ejercitados. Después: obesos, con diabetes, escasa o nula actividad física... La degeneración es palpable.

1. MUÉVETE. Todo lo que puedas sin agotarte. Movimiento frecuente sin excesos ni forzar. Yo soy la primera que siempre postergo el hacer tareas caseras simples para dar prioridad al trabajo intelectual frente al ordenador, lo reconozco. Pero eso no es sano. Lo ideal es combinar ambas facetas de la vida. A mí me ha mantenido en un estado mínimamente decente todos estos años gracias a verme obligada a salir a dar dos o tres paseos diarios con mis perritas día sí y día también. De no ser por eso, mi recuperación cuando cambié de dieta no habría sido tan fácil ni tan completa, pues hace tiempo que me habría convertido en una semiinválida funcional. MOLÉSTATE EN PLANEAR ACTIVIDADES FÍSICAS PARA EL DÍA A DÍA, Y DALES LA MISMA

IMPORTANCIA QUE A LAS LABORALES O INTELECTUALES. Da igual que sea ir limpiando el garaje o aquel altillo que acumula polvo, salir a dar un paseo todas las mañanas temprano aunque tengas que levantarte más temprano, hacer una breve sesión de ejercicio suave para dormir antes de meterte en la cama (YouTube está lleno de buenos vídeos que pueden servirte de guía; también te recomiendo una app para instalar en el móvil, Fabulous, que de forma gratuita entre sus hábitos ofrece varias sesiones de ejercicio muy completas y sencillas de corta duración). Que no pase un solo día sin que hayas dedicado al menos una hora a la actividad física pura.

2. EL RITMO DEL EJERCICIO debe ajustarse también a la tendencia natural del cuerpo. Paseos y caminatas, incluso subir las escaleras, las tareas hogañeras, lavar el coche,

despejar el trastero de trastos inútiles, limpiar los baños y las estanterías, todas esas actividades son muy válidas. EN CAMBIO, DEPORTES EXTREMOS PRACTICADOS DURANTE LARGAS HORAS, NO. El exceso es tan malo como la escasez. Piensa en el hombre prehistórico: lo que hacía era someterse a periodos extremos de ejercicio, siempre por necesidad (escapar de una fiera, recolectar frutos) pero solo por el tiempo necesario, luego descansaba hasta reponer fuerzas. De modo que es ese ritmo el más natural para el cuerpo.

GIMNASIA - Nada de largas sesiones de 'machacarse' en el gimnasio. Los ejercicios básicos como las flexiones, sentadillas y demás son más que suficientes en sesiones cortas, de un cuarto de hora a media hora. Además eso te permitirá mantenerlas en el tiempo mejor que si una vez de pascuas a ramos te pegaras tres horas de palizón en las máquinas de entrenamiento profesional.

Poco, frecuente y constante, ese debería ser tu lema para el ejercicio.

CORRER: El ritmo más adecuado es sprint+descanso+sprint+descanso... Por ejemplo, corres a alta velocidad durante medio minuto, descansas cuatro, vuelves a correr, vuelves a descansar. Tú mismo vas viendo lo que tu cuerpo te va pidiendo.

Pero descarta esa tendencia a buscar el agotamiento del cuerpo con largas marchas forzadas a ritmo medio. Forzar el cuerpo nunca da buen resultado a largo plazo. Muchos deportistas de alto nivel mueren jóvenes o sufren lesiones internas de importancia por ese empeño.

5

Deja el azúcar Y RECOBRA TU PALADAR

Disminuir el azúcar en la dieta es un tipo de desintoxicación que vale la pena y que resulta sostenible a largo plazo. Con menos o ninguna azúcar que ingieras, tu salud global mejorará, perderás peso de forma equilibrada, y tu piel lucirá radiante.

También te digo que las primeras 48 horas de privación de azúcar te parecerán un infierno. No tendrás nada dulce que picotear ni que llevarte a la boca y probablemente te desesperarás. Prueba a mordisquear un capuchón de un bolígrafo, por ejemplo, o un palillo, o una de esas cucharillas de plástico de helado. Transcurridos los dos primeros días, la luz empezará a aparecer al final del túnel. Aún te sentirás mal, pero empezarás a sentir cierta tranquilidad de fondo en el pecho, y un cierto equilibrio general en tu organismo que hacía mucho que no experimentaba, pues la ingesta habitual de azúcar te causaba 'subidones' y 'bajones' extremos. Con el paso de los días sin azúcar empiezas a sentirte mejor, mejor y mejor físicamente.

Es muy probable que no logres dejar el azúcar de golpe, sino que tengas que ir **reduciendo su ingesta gradualmente**. Al fin y al cabo, el 80% de los alimentos modernos contienen azúcar. Solo revisa las etiquetas de los productos y comprobarás que es cierto.

Es una parte esencial de la dieta supuestamente saludable que nos venden en los supermercados. Cualquier avance en reducir la ingesta de azúcar en tu dieta será un paso hacia adelante, y una bendición para tu cuerpo. Al principio sufrirás el síndrome de abstinencia, pero en breve notarás cómo mejoras físicamente de forma tangible.

Ojo: **dejar el azúcar no es sustituirlo por ningún otro edulcorante**. Eso sería salir de Guatemala para entrar en Guatepeor.

Sencillamente es ir poco a poco desintoxicándote de esta droga legalizada.

Los nutricionistas señalan sin ambages que la ingesta de azúcar te vuelve gordo, feo y viejo.

El azúcar nos mantiene con sobrepeso, nos hace envejecer de forma prematura, estropea nuestra piel e incluso puede propiciar enfermedades del corazón.

Y ADEMÁS NOS VUELVE ADICTOS

Aquí hay más malas noticias: sufrimos al dejar de consumir azúcar. Es una droga igual que las otras drogas a las que sí etiquetamos como tales. Tú tomas azúcar y te da un subidón, te sientes bien, querido, cobijado, al rato llega la bajada, y vuelves a querer más azúcar. El ciclo sigue, sigue y sigue.

Veamos para empezar algunos hechos muy preocupantes:
-En el mundo occidental se calcula que en torno al 15 por ciento de la población son auténticos adictos al azúcar.

-Buena parte de los alimentos que consumimos llevan azúcar oculta entre sus ingredientes. Aparte de los obvios, como los pasteles, otra comida que no tiene sabor dulce, como los panes o la salsa de tomate, se halla saturada de azúcar.

-Hasta alimentos que nos venden como 'saludables' están cargados de azúcar.

-De la mañana a la noche nos ponemos morados de azúcar, unas veces a conciencia, otras sin saberlo.

CONSIDERACIONES A TENER EN CUENTA ANTES DE COMENZAR LA DESINTOXICACIÓN

-Es importante que al menos los tres primeros días los escojas en un **momento en que no te halles muy estresado**, ni con un horario agobiante. Necesitas encontrar un intervalo de tiempo más relajado para que no sufras presiones extra.

-En esos 3-5 primeros días hay muchas posibilidades de que experimentes **síndrome de abstinencia**, como cuando te deshabitúas de una droga. Entre esos síntomas suelen ser frecuentes la niebla cerebral, la fatiga y la irritabilidad. Pero pasarán en breve si resistes. Son solo 72 horas malas. Antes de que te des cuenta, estarás al otro lado. Y si un momento lo veías todo negro, al siguiente volverá la luz, la vida, y la alegría. Te lo aseguro.

-Si te encuentras mal, con las emociones desbordadas y el cuerpo fuera de control, prueba a relajarte un rato y comer un trozo de fruta. Permítete **hacer cosas que normalmente te prohíbes sin darte cuenta por falta de tiempo**, como salir a ver escaparates de tiendas que te gustan, dar un paseo sin rumbo por una ruta encantadora, o sencillamente túmbate en el sofá como si fueras de nuevo adolescente y vegeta y duerme al rato, charla con tus amigos, o mira tu serie favorita mientras comes pipas de girasol, avellanas o almendras, o chupas caramelos de regaliz y mentol. No te permitas agobiarte por tus obligaciones cotidianas en esos pocos días de aplicación del programa, sé cariñoso y tolerante contigo mismo, y no te exijas demasiado, solo lo mínimo para ir tirando. Mímate. Date un baño de espuma o pon tu música favorita y escucha o baila.

-Para lo anterior, **aprovisiona bien tu armario con productos sustitutivos** del azúcar. Compra embutidos secos

(salchichón, chorizón, mortadela, jamón, chorizo de Pamplona, chope, fuet...), aunque no los comas en exceso, frutos secos, pipas, caramelos de regaliz, regaliz negra...
-El plan que se expone a continuación no es recomendable para personas que tomen medicamentos para controlar el azúcar en sangre, ni para diabéticos o mujeres embarazadas.
-Además, resulta muy conveniente solicitar con anterioridad la ayuda de los amigos, familiares y conocidos que te rodean. Pueden contribuir a quitar de tu camino tentaciones, aunque lo ideal sería que toda la familia acometiera la desintoxicación junta. Incluidos los niños, de los que se ha demostrado que sufren tanta o más adicción al azúcar que los adultos, desde muy pequeños. Es hora para grandes y chicos de deshabituarse de sustancias dañinas y recuperar nuestro cuerpo y nuestra nutrición.

Incluso si no eres un "adicto" total al azúcar, al eliminarla de tu dieta puedes perder rápidamente kilos no deseados, sentirte mejor y tener una apariencia radiante.

Cualquiera puede beneficiarse.

Los expertos han comprobado que lo que funciona es dejar el azúcar de golpe porque pedir a la gente que se modere cuando está luchando contra un mal hábito sencillamente no sirve.

LO QUE FUNCIONA ES BUSCAR SUSTITUTIVOS QUE LLEVAR A LA BOCA LOS PRIMEROS DÍAS.

CÓMO INICIAR TU DESINTOXICACIÓN CON UN DESPEGUE DRÁSTICO DEL AZÚCAR

Utilizar sustitutivos del azúcar como el pavo, el jamón york, la mortadela, o el chope es lo que mejor funciona, al menos en principio.

Durante los tres primeros días apuesta por embutidos fríos y picotea sin remordimiento.

Los **deliciosos embutidos fríos** hacen bien su papel en esta etapa. No conviene excederse de forma habitual con ellos, pero en este momento sirven. No es que la persona que esté dejando el azúcar esté muy feliz que digamos, pero ya está en ruta para su objetivo, que es lo importante.

DESDE EL MINUTO UNO EN QUE SE DEJA EL AZÚCAR EL PALADAR EMPIEZA A RECALIBRARSE

Ahora el ex adicto empieza a **recuperar su capacidad de saborear**, mientras que antes su sentido del gusto estaba muy mermado.

#1 LOS TRES PRIMEROS DÍAS <u>NO</u> se toma:

- ningún tipo de azúcar,
- ni frutas,
- ni vegetales con almidón (como el maíz, los guisantes o la calabaza),
- ni productos lácteos,
- ni cereales,
- ni alcohol.

TRES PRIMEROS DÍAS - Básicamente estás comiendo proteínas, verduras y grasas saludables

Pongamos como ejemplo UN DÍA TÍPICO.

> **DESAYUNO**
> **Tres huevos, en cualquier estilo menos fritos.**
> **COMIDA**
> **Lonchas de pollo.**
> **Pescado.**
> **Tofu.**
> **Ensalada verde.**
> **MERIENDA**
> **Nueces, aceitunas...**
> **CENA**
> **Pollo, pescado o tofu como en la comida.**
> **Verduras crudas o al vapor.**
>
> ● **Bebidas: agua y café negro**

Recuerda no introducir edulcorantes artificiales de ningún tipo en los alimentos. Cualquier edulcorante solo mantiene a perpetuidad el embotamiento de nuestro sentido del gusto. Además propician el que se coma en exceso y se almacene más grasa en el cuerpo. Es un 'no no'.

#2 DESDE EL CUARTO DÍA EN ADELANTE agrega cada día:

● Una **manzana**.

● **Sustitutivos de los lácteos** (la dieta Seignalet no permite lácteos y recordemos que ese es nuestro programa principal a seguir). Podría ser un v**aso de leche de soja o almendra o arroz**. Beberlo sin agregar nada, ya saben dulces por sí mismos.

● O deliciosos **yogures de soja**. Los yogures de soja de frutas del bosque están especialmente ricos.

● **Quefu** en sustitución del queso. A fecha de hoy todavía es difícil encontrar quefu en nuestros supermercados habituales, pero lo puedes encontrar en algunos, y también encargarlo en Internet. Al principio a mí el quefu me repelía, pero bien combinado, por ejemplo con un paté de pescado o cabracho, y untado en una tortita de arroz, es una auténtica exquisitez. Haz la prueba.

● **Vegetales** con alto contenido de azúcar como podrían ser los guisantes y las zanahorias.

● **Tres vasos de vino tinto** para consumir a lo largo de la semana.

Tip: Al cuarto día agrega una manzana a tu dieta de abstinencia de azúcar

En ese punto una manzana ya te sabe como una golosina, pues la desintoxicación del organismo está avanzando, y eres mucho más capaz de notar las sutiles distinciones de lo dulce. Incluso alimentos como las almendras, o hasta las cebollas, te sorprenderán por su delicado toque dulce. Estás volviendo a calibrar tus papilas gustativas y como recompensa a tu desintoxicación vuelves a saborear los azúcares naturales.

#3 DURANTE LA SEGUNDA SEMANA, sigue agregando a voluntad:

-Una porción diaria de **frutos rojos** (arándanos, moras, fresas...) que aportan un buen volumen de antioxidantes.
-Más y más **vegetales con almidón**, como la berenjena, pepino, apio, zanahoria, espinaca, puerro, nabo, tomate, brócoli, espárragos,...

#4 PARA LA TERCERA SEMANA:

● Sigue añadiendo **frutas**, como la uva o la mandarina.

● También puedes tomar una onza de **chocolate negro** (proporción de 70% de chocolate o superior) al día.otra copa de vino tinto durante la semana y una onza de chocolate negro cada día.

- La tercera semana sin azúcar ya tu dieta se lleva bien, el 'mono' ha desaparecido prácticamente y estás saboreando tu comida como nunca antes.

Los sabores se vuelven vívidos y deliciosos. Tu nueva forma de vida se asienta y tu cuerpo parece renacido, sano y fuerte.

#5 Entramos en la etapa final, LA CUARTA SEMANA:

- Y aquí ya puede entrar a disfrutar del **arroz** plenamente. Puedes sobre todo emplear las tostadas de arroz como sustitutivo del pan, y untarlas con quefu o paté para componer un sabroso entrante.
- Hasta cinco vasos de vino o alcohol por semana se permiten en esta etapa normalizada.

Con la dieta del doctor Seignalet combinada con la abstención de azúcar las comidas representarán para ti el momento mágico del día que más disfrutas.

La digestión será ultrarrápida y agradable, sin molestias estomacales ni intestinales, los vómitos, gases y pesadez de estómago se volverán una pesadilla del pasado, y la eliminación de desechos en el baño mejorará exponencialmente.

#6 A partir del PRIMER MES, comienza la FASE DE MANTENIMIENTO del plan alimenticio sin azúcar.

El comportamiento adictivo al azúcar ha desaparecido. No pasa nada si en algún momento caes en una tentación puntual. Guiada por mi experiencia, no es probable que vuelvas al consumo anterior, puesto que ya no disfrutarás como antes de los dulces. Tus papilas gustativas encontrarán artificial y hasta desagradable lo que antes te parecía tan delicioso. Descubrirás para tu sorpresa que las frutas saben mucho mejor.

Ninguna fruta está prohibida a partir del primer mes de abstención del azúcar en adelante

---

El objetivo de este plan de desintoxicación del azúcar que complementa a la alimentación ancestral es que por primera vez tengas control sobre lo que comes y aprendas a gestionar bien tu ingesta de alimentos, colaborando fielmente con tu cuerpo para que se conserve en las mejores condiciones posibles a lo largo de tu vida. Y todo lo anterior mientras disfrutas de la alimentación como nunca antes. **Descubrirás un placer nuevo, el de comer en salud y gozarlo a la vez.**

RENUNCIAR AL AZÚCAR ES FÁCIL, MÁS FÁCIL DE LO QUE PIENSAS.

LOS BENEFICIOS DE DESINTOXICARSE SON MÚLTIPLES E INMEDIATOS.

CON UNAS MÍNIMAS PRECAUCIONES PODRÁS CONSEGUIRLO RÁPIDAMENTE

Entre otros **beneficios instantáneos**:

- **Tu peso empezará a ajustarse.** Si necesitas perder peso, lo harás con rapidez en el momento que te libres del azúcar.
- Tu piel también mejorará, proclamando a los cuatro brillantes el bienestar interior que has empezado a saborear con las mejoras en tu dieta.
- Tus ojos se volverán brillantes, y tu rostro más terso.
- Tendrás más energía y menos cambios de humor. Recordemos que en nuestros tiempos mucha más gente

muere de resultas de una mala alimentación que por la adicción al tabaco. Incluso aquellos que se interesan por aprender de nutrición con frecuencia se hallan mal dirigidos.

El juez final es tu cuerpo. Él te dirá con total precisión en el día a día si lo que tomas o lo que dejas de tomar te está sentando bien o mal, si lo estás ayudando a funcionar bien, o por el contrario le estás haciendo daño o envenenando, aunque no sea esta su intención. Síntomas como pequeños dolores crónicos, abotargamiento, pesadez, úlceras... indican que vas en la mala dirección. Por ejemplo cuando intentas perder peso pero solo te enfocas en disminuir la grasa, lo que consigues es aumentar el azúcar. Ese es un error frecuente.

En mi caso, si bien apliqué la dieta del doctor Seignalet en cuanto la conocí, con resultados espectaculares para la mejora en mi salud, **lo de dejar el azúcar fue otro cantar. Solo le he conseguido recientemente**. Me he pasado periodos largos de tiempo alternando entre la adicción al tabaco y la adicción a las golosinas, cuando dejaba uno caía a saco en las otras, y viceversa. Pero recientemente descubrí que el café negro sin endulzar, ni con azúcar ni con miel, me resulta muy satisfactorio. Como me encanta el café, cada vez que tengo deseos de tomarme un descanso y gozar con algo que disfrute y no me haga daño al aparato digestivo, me echo al coleto una taza.

Todavía de vez en cuando me unto una tostada de arroz con mermelada bio sin gluten, lo confieso. Y me zampo un regaliz negro como golosina. Pero comparado con la cantidad de dulce que consumía antes esto es apenas una gota en el mar. Mis dulces son ahora los higos pasos, por ejemplo, o las fresas, que me encantan. Es increíble cómo saben de deliciosos estos alimentos una vez que libré mi paladar de porquerías y venenos.

UNA VEZ CONSOLIDADA EN TU VIDA LA DIETA SIN AZÚCAR, SE SIENTE NATURAL Y NORMAL. NO HAY DESEOS DE VOLVER ATRÁS

6

La dieta paleo y su relación con la DIETA ANCESTRAL

Si bien la dieta ancestral propugnada por el doctor Seignalet que me permitió volver a tener una salud buena tiene puntos de base en común con la dieta paleo que propugna sobre todo los alimentos crudos, la modalidad del doctor Seignalet es más flexible y fácil de seguir, y permite hacer vida social, como acudir a restaurantes y cenas de amigos sin sentirte un bicho raro.

Hay muchos de los alimentos de una carta que podrán consumir sin problema.

Los pescados hervidos, las tapas de marisco, la carne aunque no sea al vapor sino asada o guisada, el pollo... aunque ingieras algo frito no pasa nada. Para el postre las frutas son los mejor, y asegúrate de consumir una ensalada o algo vegetal, eso nunca falla.

Solo has de evitar el pan.

Pero incluso un poco de vino está permitido sin problema.

Tampoco necesitas eludir la sal salvo que tengas problemas de hipertensión o algo así.

La dieta paleo, y también la del doctor Seignalet, se basa en que, en contra de lo comúnmente difundido hasta ahora, en el Paleolítico los humanos que alcanzaban la edad adulta no padecían obesidad,ni diabetes, ni enfermedades neurodegenerativas o del corazón, ni mucho menos enfermedades autoinmunes que en cambio se han propagado como una plaga en nuestra era moderna.

Los cazadores recolectores de aquellos tiempos primigenios de la humanidad lograron, pese a la inmensa dureza del día a día, un estilo de vida bastante saludable, y se hallaron libres de muchas enfermedades que ahora nos afligen.

Es cierto que esas dolencias no nos matan a corto o medio plazo, pero consiguen que muchas personas parezcan dispensarios ambulantes, llenos de pastillas y prescripciones hasta las cejas.

La dieta paleo coincide con la llamada ancestral recomendada por el doctor Seignalet en muchos de los alimentos permitidos, y también en aquellos prohibidos.

ALIMENTOS RECOMENDADOS

- ◆ **FRUTA**
- ◆ **VERDURA**
- ◆ **CARNE**
- ◆ **PESCADO**
- ◆ **FRUTOS SECOS**
- ◆ **LEGUMBRES**
- ◆ **HUEVOS**

ALIMENTOS PROHIBIDOS

- • **CEREALES**
- • **LÁCTEOS**
- • **COMIDA PROCESADA**
- • **AZÚCARES AÑADIDOS**

Gran parte de las intolerancias alimentarias de hoy en día son a la lactosa y al gluten.

Eso es a lo que yo llamo 'veneno'.

Y OJO: LAS PRUEBAS MÉDICAS PUEDE que NO DETECTEN ESA INTOLERANCIA.

Los actuales diagnósticos y análisis de la medicina tradicional pasan por alto a muchas personas que 'de facto' son intolerantes al gluten y a la glucosa. Eso me pasó a mí durante muchos años, puede pasarte a ti.

Realmente mi hipótesis personal es que el gluten y la lactosa son un veneno para todo ser humano, lo que ocurre es que algunos cuerpos son capaces de asimilarlo sin problemas pese a que los perjudica, y otros, en cambio, sufren una fuerte reacción.

LA ÚNICA FORMA DE COMPROBAR DE MANERA EFECTIVA TU NIVEL DE INTOLERANCIA A LA LACTOSA Y AL GLUTEN es **suprimirlos en tu dieta por al menos 40 días**. Busca sustitutos sin gluten y sin lactosa y comprueba hasta qué punto te encuentras mejor durante ese periodo. La mejoría puede ser milagrosa, o puedes notarlo apenas. Incluso en este último caso, que no seas muy reactivo, conviene que reduzcas lo más que puedas el gluten o la lactosa. Toma tortitas de arroz de las de régimen para sustituir el pan.

Pero sabrás que en alguna ocasión especial puedes volver a comerlos sin que notes sus efectos. Afortunado tú, yo en cuanto tomo algo con gluten empiezo a sentir desasosiego y principio de malestar, ahora que mi cuerpo está sintonizado con una alimentación más saludable. Aunque tú puedas procesarlos sin problemas, al suprimir estos elementos tu cuerpo funcionará mejor, como el de los hombres primitivos, pues tus defensas no tendrán que hacer el esfuerzo extra de eliminarlos.

NOTA DE ATENCIÓN

No hagas como un amigo de uno de mis hermanos, cuando adaptes la nueva dieta. Este chico suprimió todos los alimentos con gluten a lo bestia, sin pensar en sustituirlos por otros. En seguida notó un debilitamiento general, lógico, estaba comiendo menos. Así que en seguida volvió al gluten. Error tras error.

-Cuando empiezas esta dieta, lo primero que vas a notar es que tu organismo procesa a toda velocidad los alimentos. Apenas comidos, está hecha la digestión. Olvídate de pasar horas con tu estómago lleno laboriosamente procesando la comida. Tampoco hay gases en este nuevo mundo, ni dolor de estómago.

-Pero al asimilar tan rápido, sobre todo en los primeros tiempos vas a sentir una permanente sensación de hambre. Te parecerá que apenas ha comido.

-El doctor Seignalet ofrece un régimen bastante estricto en cuanto a las cantidades de lo que podrías comer en el día a día. Yo, la verdad, la cuestión de las cantidades me la salté. Cuando tenía hambre me comía un buen plato de embutidos (salchichón, chorizón, salami, fuet... también mortadela y jamón york).

Nunca hubo una persona tan feliz siguiendo un régimen. Por lo tanto, **come sin culpa de los alimentos permitidos**, sobre todo en los primeros tiempos. Vete centrándote paulatinamente en lo verde (verduras y frutas) y reduce carnes y embutidos y arroz a medida que pasa el tiempo. Y asegúrate de encontrar sustitutivos para los alimentos prohibidos. En la última parte del libro te daré algunas recetas propias de las que más uso en mi día a día.

7

MI HISTORIA

Me hallaba en diciembre de 2017. Aquello iba cada vez peor. El Crohn, la enfermedad autoinmune que me cayó encima como una maldición cuando apenas tenía veinte años, seguía torturándome en el día a día. El dolor era mi compañero constante, y para aminorarlo tomaba cortisona, antibióticos y analgésicos en cantidades industriales. Notaba cómo mi cuerpo estaba destrozado por dentro, incluso visualizaba cómo sangraba el tubo digestivo, perpetuamente irritado y dañado.

Mi médico, siempre tan 'optimista', ya me había dicho que mi esperanza de vida se acortaría por la enfermedad. Y que mis defensas naturales nunca se recuperarían después de tantos años. Como opción proponía los nuevos inmunosupresores, medicamentos que obligarían a las defensas del cuerpo a bajar y situarse en niveles normales. Me negué. Primero, porque había leído casos horribles en internet de personas a las que al tomar este tipo de medicamentos se les había estropeado de rebote alguno de los órganos mayores, como el bazo o los riñones o el estómago.

Yo lo estaba pasando fatal, pero había logrado concentrar la gran mayoría de mis males en una zona no vital: el intestino. El resto se encontraba en bastante buen estado. Si en algún momento dañaba un órgano importante con la medicación, multiplicaría el problema por cien, y entonces sí que no tendría solución.

Segundo, porque nunca entendí ese razonamiento con que explica la medicina tradicional las enfermedades autoinmunes. Te dicen que tus defensas se han vuelto locas y atacan al propio cuerpo que se supone que tienen que proteger. No tenía ningún sentido para mí. Es como si un ejército defensivo encargado de proteger una ciudad de repente se volviera contra su población civil, en lugar de contra el enemigo exterior. ¿Por qué? Me pareció absurdo.

Lo había probado todo. Empezando por la medicina tradicional, y pasando por la homeopatía y las hierbas y remedios naturales. Incluso tomé un matarratas tipo detergente que venden en internet. Lo que fuera. Buscaba a la desesperada algo que al menos me mejorara. No lo encontré. Sufrí dos operaciones bestiales de resección del intestino. En la primera, me hallaba atravesada de parte a parte por una fístula. El médico cirujano era de primera y me dejó como nueva para unos cuantos años. Pero luego volví a quedarme en paro, la ansiedad y el miedo se me descontrolaron y de nuevo volvió mi peor enemigo, el Crohn. Y esta vez parecía que era para quedarse.

Mis días eran una lucha. Casi nunca tenía un día totalmente bueno. Me despertaba con más o menos dolor, y a tenor de esto me planteaba si acurrucarme en el sofá o intentar hacer algo productivo. Tenía que sacar a mis perros sin falta, así que arrastraba los pies fuera y al volver, hacía frente a náuseas, vómitos, retortijones y un sinfín de malestares.

La segunda operación quirúrgica me había dejado como 'regalito' una fístula anal (además de ataques de pánico que, como relaté en otro libro, pude solucionar con relativa facilidad).

Y así entré en diciembre de 2017 peor que nunca, y ya casi sin esperanzas.

Solo me quedaba rezar, yo que no soy especialmente creyente, y había rezado también.

Pero aquello no parecía tener fin, 26 años de convivencia con un enemigo que tenía dentro y que me atormentaba sin descanso.

Abrí mi correo electrónico. Me había suscrito a un boletín de noticias para que me enviaran los ebooks que se podían leer gratis en Amazon cada día. La mayoría no me atraían, y bastantes eran de baja calidad, pero de vez en cuando encontrabas alguno que valía la pena.

Vi el libro destacado del día. Se titulaba **'La alimentación, la tercera medicina', del doctor Seignalet**. Supuse que se refería a que la primera es la medicina tradicional y la segunda, la alternativa. En principio no me llamó mucho la atención. Pero al leer el extracto del libro debajo observé que se mencionaba a las enfermedades autoinmunes (además de al cáncer y a muchos otros padecimientos).

Era gratis, así que en un minuto pulsé el enlace y lo envié a mi lector de libros electrónicos Kindle. No tenía muchas esperanzas, ya había leído más libros que prometían la salud, y luego nada.

Para empezar, el libro estaba escrito por un médico, eso estaba claro, y los tecnicismos abundaban.

Fui al índice y decidí pasar directamente al capítulo 5, donde se describía el régimen alimenticio que había creado el doctor Seignalet.

Lo leí frunciendo el ceño. Aquello era duro, muy duro... Pero estaba desesperada. Seguiría probando hasta el final. Había fallado ciento y una veces, ¿qué más daba que fallase de nuevo? Por lo menos lo habría intentado.

FASE 1: VACIADO DE ARMARIOS

Empecé por vaciar los armarios, como he explicado al principio de este libro. Te soprenderías de la cantidad de gluten que acumulas en tu alimentación cotidiana. Cuando crees que ya has mirado todas las etiquetas, siempre queda algo más. Y si no es harina de trigo, el etiquetado contiene harina de maíz, que tampoco está permitida. Tómatelo con humor y sigue. Tu cuerpo te lo agradecerá casi de inmediato.

Llené varias bolsas de basura. Metí dentro todo lo que no estaba permitido, bien porque tenía gluten, o lactosa, porque eran alimentos preparados, latas... Los armarios quedaron prácticamente vacíos, la nevera también...Tranquilo, en seguida volverás a llenarlos de nuevo, pero esta vez con comida que en vez de significar molestias para tu organismo, lo ayude a prosperar.

Mira con atención la lista de alimentos permitidos que aparece en este libro en varias ocasiones, sobre todo la del principio que es la más completa. Imprímela o cópiala a mano.

Hazte experto en leer etiquetas. En pocos meses aprenderás de memoria qué lleva gluten y lactosa, y qué no.

Los primeros días e incluso semanas serán duros, no te voy a engañar. Salvo que partas de sufrir una enfermedad infernal como es el Crohn y dolor crónico todos los días, como fue mi caso, el bajón anímico es casi inevitable. Yo apenas lo padecí, porque primero, tuve ese brote que me mantuvo ocupada vomitando y hecha un guiñapo durante 3 días, y luego ya la mejoría se empezó a notar casi de inmediato. Partía de muy abajo y para mí la nueva dieta fue un milagro, como que alguien allí arriba me concedía una nueva vida como persona sana y sin dolores.

Mi consejo es que te lo tomes un poco como un juego. Lo de vaciar armarios y neveras tiene su gracia, aprender a leer etiquetas para detectar ingredientes veneno te convertirá en un Sherlock Holmes de la nutrición. Además, tu dieta será variable una vez que la estabilices. Siempre andarás a la busca y captura de nuevos sabores naturales, nuevos alimentos exquisitos en los que antes ni siquiera pensabas, nuevas recetas para cocinar platos deliciosos que tu cuerpo agradecerá de inmediato... Recuperarás el paladar, que llevaba tanto tiempo embotado con los productos basura de los que están llenos nuestros supermercados. Es una nueva vida, y mejor.

Piénsalo así: tu cuerpo te ha servido fielmente, lo mejor que ha podido, desde el día 1 de tu vida. Ha sido tu fiel compañero, y ha soportado una cantidad ingente de porquería que has ingerido día tras día durante 20, 30, 40 ó 50 años. Es hora de dejar de tratarlo como a un esclavo maltratado y empezar a tratarlo como colaborador imprescindible de tu (buena) vida. Estáis juntos en esto, tu cuerpo y tú. Así que empieza a respetarlo, mimarlo y quererlo, que bastante le debes al pobre.

FASE 2: DENTRO DEL UNIVERSO VERDE

Ya estaba limpia mi cocina de porquería alimenticia. Me quedé pensativa un rato. ¿Ahora qué? Pues ahora tocaba... ¡rellenarla de comida saludable!

Duro, muy duro. Meneé la cabeza. Nunca me habían entusiasmado las frutas (salvo las fresas con nata, pero creo que era más por la nata que por las fresas, ¡de pena!). En mi casa no te obligaban a comer vegetales. Mucha legumbre, eso sí, las lentejas y los garbanzos y el caldo gallego estaban con frecuencia en el

menú del día que preparaba mi madre, pero...
¿vegetales? ¿Y encima comerlos crudos? ¡Si
ni siquiera conocía los nombres!

De hecho, en mi supermercado habitual, solo
utilizaba la amplia sección de frutas y
vegetales como atajo entre las golosinas y los
congelados.

Sí, yo era un caso perdido hace apenas año y
medio.

Pero como he dicho, mi situación era
desesperada. Estaba dispuesta a probar
cualquier cosa. Y si eso suponía adentrarme
en el incógnito reino verde, ¡adelante!

La suerte que tenía es que mi supermercado
era el mejor para mi viaje de automejora. Se
trata de un Carrefour gigante en las afueras de
la ciudad. Es cierto que hay que ir en coche,
un corto trayecto, pero a cambio dispone del
mayor y mejor surtido de alimentos verdes y
ecológicos de toda la región.

Conque allí me fui.

Empecé por dos o tres vegetales de los que
recomendaba el doctor Seignalet. Creo
recordar que fueron pepinos, calabacines y
apio. Al llegar a casa con mi primera compra
verde, consulté con miedo en Internet a ver si
aquellas 'cosas extrañas' se podían comer

crudas sin miedo a envenenarme. Pues sí. Incluso encontré páginas donde recomendaban comer partes de aquellas plantas que normalmente se desechan en los hogares, como la parte del brócoli que no son las flores, por ejemplo. Efectivamente, son comestibles.

Lo que hice fue comprar zanahorias, apio, pepinos, calabacines... Unos cinco vegetales o así. De cada uno corté unos pocos pedazos y los combiné todos en un platito de postre, y empecé a tomarme este combinado crudo a diario.

PLATITO DE VEGETALES A DIARIO

Esta es la receta milagrosa para estar sano. Ha de tomarse todos los días sin falta. Se tarda como mucho un cuarto de hora en prepararlo. Es tu Santo Grial, el que te dará vitalidad, salud, belleza y juventud durante muchos y hermosos años.

Yo he dedicado el cajón inferior de mi nevera, que es bastante grande, a acumular allí todos los vegetales que componen mi platito mágico. Cuando lo preparo sencillamente saco todo el

cajón, voy cortando unas pocas rodajitas de cada alimento verde, las lavo y las agrego al plato.

Mis ingredientes habituales son:

- **Puerros**
- **Calabacines**
- **Brócoli**
- **Cebolleta**
- **Aguacates (con un poco de sal)**
- **Zanahorias**
- **Apio**

TIP - La lechuga, el tomate y la cebolla también las consumo de forma habitual, casi a diario. Solo que las empleo para prepararme una ensalada simple (a la que le puedo añadir ingredientes extra en alguna ocasión, como los espárragos).

ESA ENSALADA ME SIRVE DE ACOMPAÑAMIENTO AL PLATO PRINCIPAL DEL DÍA (carne, pescado, pollo...)

Los primeros días lidiando con el apio crudo fueron un horror. Sabía a rayos.

Pero fue acabar de comer aquel primer platito y mi cuerpo casi lloraba de alegría. No exagero, no.

A causa de mi penosa enfermedad me había vuelto extra sensitiva con las reacciones de mi cuerpo, soy capaz de señalar exactamente el área de dónde viene el dolor o la sensación.

Y no había notado a mi cuerpo en tan buen estado ni tan contento en muchísimo tiempo.

Era una sensación interna plena, de vitalidad, que nunca había sentido con lo que comía antes.

<u>TE PRESENTO A TUS NUEVOS MEJORES AMIGOS</u>

Alcachofas, espárragos, remolacha, brócoli, coles de bruselas, coliflor, berenjena, ajo, hongos, cebollas, col, espinaca, nabo, puerro, tomate, zapallo, judías verdes, zanahoria, pimiento, rábano, berro, apio, pepino, champiñones.

FASE 3: MI CENTRO DE DÍA VEGETAL, frutas y verduras

Como casi desde el principio de la dieta empecé a mejorar a lo bestia, me lancé a fondo y sin frenos.

Ya estaba comenzando a comer vegetales a diario. Me costaba un potosí primero animarme a preparar el plato de vegetales crudos y luego, comérmelo. Soy un hacha de la procrastinación, el demorar tareas mientras pierdo el tiempo en tonterías. Pero lo había pasado tan mal durante tantos años que esta vez pudo más mi deseo de estar bien. Ganó por suerte esto último.

Apreté los dientes y convertí la ceremonia de elaborar el plato de vegetales al mediodía en el ACTO CENTRAL DEL DÍA.

Para ello empleé el método usado en **técnicas de productividad de asociar hábitos**. Esto es, si tienes en tu día un hábito muy establecido como es el de tomar café a todas horas (aquí una servidora lo borda) puedes establecer que cuando vayas a la cocina a por la taza del mediodía, de paso saques el cajón de la nevera donde acumulas todos los vegetales. Solo eso: enlazas la preparación del café (hábito establecido) con el de sacar los vegetales de la nevera (nuevo hábito).

A lo mejor te vas luego al salón con el café y sigues con tus pérdidas de tiempo habituales (aquí de nuevo te habla la #1 en el campo). Pero en algún momento de tu vida volverás por la cocina y verás el cajón con los vegetales esperándote junto al fregadero, enviándote un mudo mensaje: "Venga, mujer, si esto son solo 10 minutos". Así que sacarás un plato de postre y empezarás a cortar rodajas de un vegetal por aquí y otro por allá. En 10 minutos, listo, y podrás devolver los vegetales a la nevera... hasta el día siguiente, en que repitas la jugada.

Ese simple paso de disponer los vegetales a la vista sobre la encimera hace que resulte mucho más fácil el poner a continuación un plato de postre, y ya metida en harina, completar la tarea porque... ¡son solo 10 minutos!

Viene luego la parte más estresante: comerte el platito. Tiene buen aspecto, con los alegres colores de los vegetales, el naranja de las zanahorias, distintos tonos de verde, blanco,...

No te voy a engañar: los primeros días son duros, porque tu paladar está acostumbrado a la comida basura y de plástico que artificialmente seduce nuestros sentidos. Es como alguien acostumbrado a fumar: sus papilas gustativas están completamente atrofiadas.

FRUTAS TAMBIÉN

La técnica de asociar hábitos también la he empleado para introducir la fruta en mi dieta.

PRIMER HÁBITO - Es primordial tomarse un plátano verde cada día. Ese plátano verde es tu *ración diaria de prebióticos*, así alimentas adecuadamente a los microorganismos beneficiosos -levaduras y bacterias- que florecen en nuestro sistema intestinal.

ES HORA DE CREAR TU HÁBITO DEL PLÁTANO VERDE y enlazar este hábito con cualquier otro que ya tengas asentado, bien sea vía complementaria o bien por sustitución

---

Por ejemplo, supongamos que por la mañana temprano te despiertas con hambre, cosa que te ocurrirá con frecuencia con la nueva dieta, pues quemas calorías a la velocidad del rayo. En esos casos antes solías comer un tazón de cereales con leche (gluten venenoso a chorros, que ahora sabes que es el diablo para las defensas de tu cuerpo).

-La leche de origen animal la sustituyes por otra vegetal, como leche de soja, almendra, o arroz.

-Y en vez de cereales, ¡bingo!, un plátano verde.

Esta es la vía de la sustitución.

La **vía complementaria** es si por ejemplo tienes la costumbre ya de comer algo sano por la mañana, digamos una manzana que es saciante del hambre. Le añades entonces el plátano verde a la manzana, y listo. Así además no te olvidarás nunca de tomarlo, puesto que cada vez que te pongas a comer la manzana tu cerebro de forma instantánea pensará también el plátano por asociación. **Otros prebióticos que seguro que ya tomas son los ajos y las cebollas con las que aderezamos muchas comidas. Pero con moderación, para que tu cuerpo no esté siempre sobrerrevolucionado (son antibióticos naturales)**

Si eres como yo, que te chiflan los ajitos hasta crudos, y lo mismo la cebolla, miel sobre hojuelas. Si no los soportas, siempre puedes comprar un bote de condimento al estilo de la pimienta o el perejil, con el ajito y la cebolla bien machacado de modo que apenas los notes, y añadirlo en esta forma a la comida y ensaladas.

SEGUNDO HÁBITO - Zumo de pomelos.

Un tío mío va camino de ser centenario pese a haber padecido un cáncer que los médicos diagnosticaron como mortal de necesidad. Toda la familia le dio por muerto hace años, y se preparó para el inminente deceso. Pero allí sigue, como un campeón.

Él atribuye el secreto de su milagrosa supervivencia al zumo de pomelos que se toma todos los días en ayunas.

Visto lo visto, yo empecé a imitarlo dado que teníamos un árbol de esa fruta en un huerto de la familia. Solo tengo que recoger los pomelos (sin ningún pesticida, completamente naturales), traérmelos a casa y hacerme un zumo que luego uso de base para combinarlo con otras frutas en trozos. Lo amargo del pomelo hace que mucha gente se eche para atrás a la hora de consumirlo. Yo lo soluciono poniéndole una cucharadita de miel y revolviendo.

Por cada cien gramos comestibles, esta fruta contiene 39 calorías, 17 miligramos (mgr.) de calcio, 57 mgr. de fósforo y 16 de hierro, así como vitamina C (40 mgr.), vitamina B2 (2 mgr.), vitamina B1 (4 mgr.) y vitamina A (80 mgr.).

Salvo personas que estén tomando medicación, que deben ir con cuidado y aconsejarse con un médico para que no se produzcan interacciones indeseables, al resto **el zumo de pomelo nos puede beneficiar de múltiples formas:**

- **Protege el corazón.**
- **Reduce los niveles del llamado colesterol "malo" y los triglicéridos** de forma apreciable.
- Atenúa los estragos de la vejez y prolonga la expectativa de vida, gracias a la destacada presencia de **antioxidantes**. Cuanto más rojo el pomelo, más antioxidantes.
- Al ser muy rico en vitamina C **nos refuerza contra resfriados y gripes** y ayuda a que si pese a todo contraemos alguna de estas dolencias nos recuperemos con mayor rapidez.
- **Rejuvenece la piel**, conservándola tersa y suave, gracias también a la vitamina C.
- Estabiliza el azúcar en sangre y los niveles de insulina, por lo que tiene un efecto quemagrasas y además protege contra la diabetes. Por eso, y aunque no sea este el propósito principal de este libro, recordamos **el pomelo puede facilitar el adelgazamiento**.

Pero lo cierto es que adoptando la dieta Seignalet será el propio cuerpo el que comience por su cuenta a ajustarse a su peso ideal, sin intervención por nuestra parte.

El pomelo puede tomarse solo en forma de zumo, o también junto con otras frutas. A continuación, una de mis recetas favoritas para habituarme a comer fruta todos los días.

COCKTAIL DE FRUTAS

> Echas el jugo de un pomelo en el interior de un cuenco, y lo endulzas con una cucharadita de miel.
>
> A continuación agregas tozos de la fruta que tengas a mano: puedes añadir el plátano verde prebiótico que tomas a diario, manzana, fresas, peras, sandía... a tu gusto.
>
> Si todavía estás en el proceso de aclimatación y te sigue tirando demasiado el azúcar, echa unas cucharaditas de mermelada bio por encima (si no te hace daño), a modo de guinda del pastel.
>
> El cocktail de frutas que te has hecho en un santiamén está delicioso, y más si lo enfrías cinco minutos en la nevera. ¡Tu cuerpo lo adorará!

**Una anotación sobre el cocktail de frutas: yo soy partidaria de tomarlo con trozos de fruta enteros en luchar de combinarlos en la batidora o licuadora y hacerme un smoothie, como se dice ahora. Pero si no utilizas leche animal, ni helado (¡gluten y lactosa nonono!), sino leche o yogures de soja, por ejemplo, esa variante también es aceptable y muy sabrosa.*

FASE 4: MI VAPORERA POLTERGEIST

Cuando leí por primera vez la dieta que preconizaba el doctor Seignalet, en la que recomendaba por encima de todo ingerir la mayoría de alimentos crudos, y como segunda opción al vapor, me horroricé. Pero como ya expliqué antes, estaba desesperada ante el declive constante de mi salud, y lista para intentarlo todo.

De manera que me puse a **buscar vaporeras por Internet**.

No es tan fácil encontrar vaporeras en tiendas físicas. Sí existen, pero no en todas. Tardas menos si la encargas por internet. Yo encontré la mía casi al momento en un outlet de internet, mediante una simple búsqueda en Google, y a un precio muy decente, poco más de 20 euros.

No hubo ningún problema en la recepción. También aprendí el funcionamiento de forma rápida. La vaporera tiene un depósito de agua en su parte inferior, y encima se colocan una o dos bandejas donde se cocina la comida. Encima de las bandejas va la tapa.

Se regula la rueda del tiempo, la fijas en 10 minutos, 15 minutos... los que precises, y la vaporera arranca.

Lo primero que tienes que saber es que normalmente la vaporera trae dibujos y gráficas que especifican cuánto tiempo tardarás en cocinar la carne, el pescado... etcétera.

La verdad, a mí esos dibujos y gráficas me sirvieron de poco o casi nada. **Fue gracias a la teoría de práctica y error que fui confeccionando mis propios tiempos**. Te lo aviso para que no te fíes mucho.

Lo segundo que pasó es que el temporizador de mi vaporera dejó de funcionar a los dos o tres días de llegar. No andaba, se quedaba quieto en la posición donde lo situaba y tenía que ser yo a mano la que tenía que girar la rueda para parar la vaporera cuando creía que ya había transcurrido bastante tiempo.

Aquello me fastidió. Y mucho. Me sentí estafada por el fabricante y el outlet online. Les escribí un mensaje de protesta en su web, pero no llegué a pedir que me devolvieran el dinero. Al fin y al cabo, la vaporera funcionaba perfectamente en lo básico, que era cocinar la comida. A todo vapor, debo agregar, con el depósito inferior lleno de agua caliente, si ponías manos a la obra y quitabas la tapadera para comprobar si la comida se estaba preparando adecuadamente corrías serio peligro de quemártelas. No lo intentes.

Durante un año funcioné de esta manera. Con vaporera pero sin temporizador.

Me ayudé del cronómetro del móvil, mi reloj despertador, el reloj del ordenador,... lo que tenía a mano en el momento. Era un tanto engorroso, pero programaba una alarma cada vez, o una cuenta atrás, y así me aseguraba de que la comida no se me pasara. Durante todo ese tiempo, el temporizador de la vaporera no dio señales de vida. Lo di por finiquitado.

Hasta que...

Me llevé un susto tremendo.

Empecé a preparar la comida como todos los días.

Hice girar la rueda como siempre.

Y oí un tictac. Pensé que mis oídos me engañaban, pero no, allí estaba... ¡el reloj de la vaporera funcionando a todo vapor!

Y hasta hoy.

Funciona como un reloj (nunca mejor dicho) y cumple con su cometido perfectamente.

Nunca sabré por qué se fue... ni por qué volvió.

Solo me ha dado otro pequeño sobresalto en todo este último periodo. Fue cuando escribí sobre el 'poltergeist' que generaba. Debió parecerle mal, porque hizo un amago de pararse de nuevo. Es muy susceptible.

Incluso sin temporizador,

la vaporera se convirtió según llegó en el alma de mi cocina. Y hasta hoy.

En el presente no soy capaz de imaginarme la vida sin ella.

Cuando viajo encajo las bandejas unas en otras, cubro con ellas la parte del motor, lo meto todo así condensado para que ocupe menos espacio, y bien protegido en una bolsa de plástico, y coloco mi tesoro en la parte inferior de la maleta. En mi lugar de destino solo tengo que encontrar un grifo y un enchufe para poder usar mi vaporera y comer como en casa.

La comida hecha al vapor, y hablo por experiencia, concentra el sabor de una forma única. Es cien veces más sana y sabrosa que la que preparas frita, o incluso la del horno, o la de la cocina. Pero has de saber cómo complementarla con condimentos. Te contaré un poco más adelante mis recetas favoritas:

algunas las he adoptado literalmente, otras las he adaptado.

He encontrado **imaginativas maneras de mejorar su uso y aplicaciones para abarcar múltiples recetas** que en principio me parecían fuera de mi alcance. Te las explico en el próximo capítulo.

8

Cocina al vapor: recetas sanas y sencillas pero súper ricas

Vaya por delante varios hechos constatados sobre los que no quiero mentir:

1. No soy una cocinera experta, ni siquiera una cocinera aficionada.
2. Mi experiencia en la cocina se debe únicamente a que he vivido sola bastantes años y si quería seguir en este plano de existencia, tenía que nutrir mi cuerpo. Nada más.

   Pero descubrí con sorpresa que, aunque no soy capaz de sofisticados platos, los poquitos y básicos que me arreglo para cocinar me salen ricos. Los disfruto de veras.

Cuando cambié la dieta a una sana, se me presentó un problema adicional. Bueno, mejor dicho, dos. Huuum. Casi que digamos tres:

1 - Necesitaba **mucho más tiempo para cocinar**. Ya no me servían los 10 minutos diarios de antaño para poner el plato precocinado en el microondas... et voilà! Ya no era Speedy Gonsales, era un caracol.

Como mínimo hora y media me pasaba cada día solo preparando la comida fuerte del mediodía, y luego me tiraba otra hora comiéndola.

Yo podía y puedo permitírmelo porque tengo un horario libre en estos momentos. Pero si trabajas por cuenta ajena, que es lo normal, tendrás que preparar la comida del mediodía el día antes. Tal vez trasladar el plato de vegetales a la cena, cuando ya hayas vuelto del trabajo y tengas más tiempo. (Al final de este capítulo también añadiré algunas sugerencias básicas para los que se ven obligados a comer fuera de casa.)

No solo era el tiempo dedicado a la cocina. **El tiempo dedicado a la compra también había aumentado.** Los primeros meses dediqué entre tres y cinco horas por semana solamente a informarme sobre vegetales y a deambular por el supermercado para ir conociendo todo mi Nuevo Mundo.

Era capaz de pararme extasiada delante de un estante repleto de variedades de tomates por un cuarto de hora, mientras decidía cuál escogía.

2 - **Necesitas adaptar tu modo de cocinar y tus recetas**.

Ya no contaba con los fogones, el microondas y el horno como instrumento principal para la preparación culinaria.

Mi nueva estrella en la cocina era... ¡VAPORERA!

-El microondas solo lo uso en ocasiones puntuales para descongelar algún alimento (si tengo tiempo lo descongelo de forma natural dejándolo desde la noche anterior fuera del congelador). También uso el microondas para recalentar alguna comida, aunque no es recomendable, y poco más.

-El horno he dejado de emplearlo por completo.

-Los hornillos de la cocina los utilizo para algún caldo o guiso que necesito cocer a fuego lento con agua, aunque son los menos.

Mi fuente principal de alimentación actual son las verduras y frutas crudas, y los alimentos hechos al vapor

Pero al principio de emplear la vaporera me surgió un problema: los alimentos que colocaba directamente en la bandeja no solo tardaban en hacerse, sino que salían bastante secos y con cierto toque de insipidez que no me convencía.

Echaba de menos los fritos en aceite de oliva.

Leyendo e informándome aquí y allá, di poco después con una solución afortunada, que todavía empleo a día de hoy y que hace que mi comida haya recuperado su pleno sabor.

Antes de introducir los ingredientes en la vaporera corto una lámina de papel de aluminio.

La extiendo y coloco sobre ella todos los componentes del platillo que vaya a cocinar: pollo, carne, pescado,...con sus correspondientes complementos y condimentos.

Acabo rociando todo con un chorrito escaso de aceite de oliva.

A continuación envuelvo en torno al alimento el **papel de aluminio**, de manera que forme un paquetito cerrado (como si fuera un paquete de regalo con la comida en su interior). Cuanto más cerrado quede, mejor.

Coloco acto seguido el paquete de papel de aluminio en una de las bandejas de la vaporera, cuya base habré rellenado con agua, pondré el tiempo necesario en la rueda del aparato y la vaporera arrancará a hervir.

Al acabar extraigo con cuidado de no quemarme el paquete, lo abro con precaución por la parte de arriba, y si veo que ya está lista la comida, **vierto todo el contenido en un plato.**

Es una delicia cómo queda y huele con este método la comida, realmente no tiene nada que envidiar a los platos fritos, e incluso concentra mejor el sabor. **Además, la vaporera será mucho más fácil de limpiar**, puesto que solo tendrás que tirar el papel de aluminio usado al final. Los restos de comida se quedarán dentro y no habrán llegado a manchar el aparato.

OBSERVACIONES:

Si te da prevención el papel de aluminio, puedes utilizar bolsitas para congelar alimentos, de esas transparentes que se venden en rollo en los supermercados. En la vaporera puedes incluir asimismo, si caben dentro de la bandeja, recipientes de plástico, cristal o metal de los que vienen adaptados para el microondas. También funcionarán para cocinar alimentos al vapor.

Si aún no tienes vaporera, pero deseas empezar a cocinar al vapor, solo necesitas una olla o cacerola, con un colador grande cuyo diámentro sea más o menos el de un plato de sopa. Llenas hasta la mitad la olla o cacerola, colocas el colador encima cubriendo la entrada, y en el colador la comida. Luego sitúas una tapa sobre la olla y el colador. Este es el **método tradicional de cocina al vapor** que se ha empleado siempre hasta que se inventaron las vaporeras. De todas formas, una vaporera es lo mejor, menos engorrosa y muy fácil de usar. Consgue una en cuanto puedas (por internet las venden en torno a los 30 euros muy aceptables) y empieza a cocinar de forma saludable.

Los tiempos de la vaporera los irás aprendiendo por intuición. Aunque en la vaporera cuando la compras viene una guía indicadora de los tiempos, no la encontré muy ajustada a la realidad, la verdad. Yo lo que hago es ir probando hasta que la comida está lista. De media calcula unos 20 minutos más de tiempo que en la preparación de platos fritos o cocidos. Por eso es conveniente que empieces con tiempo. Mientras esperas a que el plato esté preparado, puedes ir haciendo otras tareas, como preparar el platillo de postre de frutas combinadas.

Si te es posible saca del congelador la noche antes la carne o el pescado que vayas a cocinar el día siguiente. Así **se descongelará de forma natural** durante toda la noche. Si no has podido, o te has olvidado, siempre puedes emplear el microondas para descongelar. No es lo más conveniente, pero es aceptable si se trata de una emergencia.

#1 En el principio

Primer plato, siempre vegetales

El platillo donde combinar multitud de vegetales partidos en trozos y que comer crudos es el primer plato del mediodía, y no varía de un día a otro. Yo lo llamo **"mi línea de vida"**. Te mantendrá saludable, pero deberás empezar poco a poco si no estás muy acostumbrado a comer vegetales crudos.

Por ejemplo, hasta que mi paladar se acostumbró al áspero sabor del apio pasaron más de dos semanas. Hoy día lo ingiero sin problemas. Eso sí, desde el primer día notarás como digieres estos vegetales sin ninguna dificultad, y cómo tu cuerpo está feliz de recibirlos. No habrá reflujo estomacal, ni gases, ni nada parecido. Harás la digestión fácilmente. Y tampoco engordan.

Serán tu línea de vida en poco tiempo. Empieza con tres o cuatro que escojas de entre la lista siguiente, y luego vete aumentando. Yo normalmente combino unos

10 tipos distintos de vegetales en el mismo platillo de postre. Es una delicia verlo lleno a rebosar cada día.

- Calabaza
- Calabacín
- Nabo
- Puerro
- Apio
- Cebolleta
- Hojas de espinacas
- Zanahoria
- Cebolla
- Brócoli
- Acelgas
- Aguacate (si le agregas una pizca de sal, estará delicioso)
- Rábanos
- Alcachofa
- Col rizada

Guarnición: Ensalada en lugar de patatas

Las típicas patatas fritas con las que la mayoría acompañan la carne o el pescado pueden sustituirse sin problemas por una deliciosa ensalada de lechuga, tomate y cebolla, aliñada con sal, vinagre y aceite de oliva.

Es un acompañamiento fácil de preparar y que incrementará aún más el peso verde en tu alimentación diaria.

#2 Recetas básicas para arrancar

ENTRANTES

Algunos productos básicos ya preparados que se pueden comprar y consumir directamente en cualquier momento del día que se tenga hambre son los siguientes:

- ***Boquerones en vinagre***
- *Lonchas de **salmón** sazonadas con perejil*

- ***Paté de pescado** o cabracho (para untar sobre las tostadas de arroz integral). Si además combinas el paté de pescado sobre la tostada **con quefu** (el sustitutivo del queso, hecho con soja, que puedes encontrar en algunos supermercados y en tiendas de dietética) tendrás <u>una auténtica delicatessen</u>, palabra.*

ENSALADAS

Con vegetales, puedes hacer todas las combinaciones de ensaladas que deseen.

No hay límite a tu creatividad.

Algunos ingredientes posibles para consumir crudos (¡hay muchos más!):

- Aceitunas (verdes y negras)
- Pepino
- Pimiento verde
- Espárrago
- Cebolla
- Aguacate
- Endibia
- Remolacha (¡con moderación, por lo azucarada que es!)
- Escarola
- Lechuga
- Zanahoria
- Tomate

Los anteriores se pueden aliñar con:

- **Sal**
- **Vinagre**
- **Aceite de oliva**
- **Zumo de limón**
- *Perejil y otras especias al gusto*
- *Salsa vinagreta (ver receta)*

Y se les puede añadir también si se desea:

- *Pollo en trozos*
- *Manzana y otras frutas*
- *Pulpo cocido y troceado (viene ya listo; se puede comprar fresco o congelado)*
- *Pasas*
- *Nueces y otros frutos secos*

LEGUMBRES, ARROZ Y PASTA

Lentejas

Son las únicas legumbres que preparo y como habitualmente, pues otras como los garbanzos se me hacen muy pesadas para la digestión. Pero eso es cuestión de cada sistema digestivo.

Arroz blanco

Se puede preparar fácilmente en el microondas, echando en una fuente de cristal el arroz y demás ingredientes (ajito, limón, 1 pellizco de laurel en polvo, una cucharada de aceite), y por último el agua.

Se deja al cien por cien de potencia durante unos 9 minutos o un poco más, se mira si el arroz ha absorbido ya todo el agua, y si no se deja otros cinco minutos.

El arroz blanco se puede combinar con huevo, pollo, incluso calamares en su tinta y otras recetas.

Observa lo que tu organismo acepta con agrado y lo que rechaza y actúa en consecuencia.

Pasta

Si te gusta la pasta como a mí, pero te echa para atrás el gluten que contiene la tradicional de trigo, puedes optar por una opción vegetal. No es tan fácil de encontrar, pero existe.

Yo compro siempre en Carrefour para hacer sopa de fideos a partir del caldo de pollo una variedad de fideos gruesos hechos de calabaza, arroz y jengibre. Se la puede encontrar en la sección Bio. En otros supermercados también venden en ocasiones fideos sin gluten, el problema es que lo sustituyen por maíz u otros granos que tampoco son aceptables.

Se trata de encontrar pasta hecha a partir del arroz y otros vegetales, sin trigo ni maíz entre sus componentes.

Tendrás que buscar un poco, pero existe, y es un sustitutivo bueno para preparar de forma saludable espaguetis, macarrones con tomate, y demás platos de pasta.

CARNE

Costillas de cerdo

Las costillas carnosas de cerdo son un alimento súper sabroso y fácil de preparar.

A las costillas se les agrega:

- *Cebolla picada*
- *Dos dientes de ajo*
- *Medio tomate maduro*
- *Laurel picado (en bote) o una hoja de laurel*
- *Un pimiento verde pequeño*
- *Un chorro de vino blanco*
- *Un puñado de sal*
- *Un chorro de aceite de oliva*

Se trocean el tomate y el pimiento.

Se mete todo junto con las costillas en el papel de aluminio.

Se pone sal a las costillas.

Se cierra el envoltorio de papel de aluminio o plástico de congelar del que hablábamos antes.

Se hacen al vapor durante aproximadamente 20 minutos.

Se abre con cuidado el envoltorio por su parte superior para comprobar si ya están hechas o necesitan unos minutos más.

Cuidado que quema.

Hamburguesas al vapor

Se compran las hamburguesas ya preparadas para cocinar y salsa de tomate natural.

Sobre el papel de aluminio se añaden las hamburguesas (en una o varias láminas de papel de aluminio, a conveniencia y siempre que encajen bien en las bandejas de la vaporera).

A las hamburguesas se les espolvorea por los dos lados:

- *Sal*
- *Perejil*
- *Pimienta negra*

- *Especia de romero en bote (opcional)*

Y además:

- *Media cebolla cortada en tiras*

Opcional:

- *Yo les suelo agregar los ingredientes de las típicas 'banderillas' en conserva que se pueden comprar en bote en la mayoría de los supermercados, y que incluyen pepinillos, aceitunas, cebolletas, pimientos rojos... Las saco del palillo en que vienen insertadas y las incluyo con la hamburguesa. Las banderillas se venden tanto en la versión picante como dulce, al gusto de cada uno. A mí me priva la versión picante, pero no es recomendable al principio, cuando uno está cambiando su dieta por una más saludable. Solo después de transcurridos varios meses de haber empezado a cuidar la alimentación, y cuando el sistema digestivo se ha fortalecido, convendría añadir alimentos como estos.*

○

Sobre las hamburguesas extendidas sobre el papel albal se extiende la cebolla en tiras y el resto de ingredientes.

Se rocían con un poco de aceite.

Se cierra el envoltorio con todo y se introduce en las bandejas de la vaporera.

En 15-20 minutos deberían estar listas. Si se han metido en la vaporera sin descongelar, una hora o un poco más.

Se saca todo el envoltorio, se sacan con cuidado las hamburguesas y su acompañamiento al plato. La salsa en este caso se deja dentro del envoltorio de aluminio y se desprecia (bien para reciclar o bien a la basura).

Sobre las hamburguesas y compañía se echa:

- *Salsa de tomate frito natural*

- *Salsa de mostaza (opcional). (Nota: es un producto industrial basada en la cúrcuma, uno de los ingredientes milagrosos de la salud en la medicina oriental. La salsa de mostaza técnicamente no debería incluirse en la dieta al ser un alimento industrial y preparado con estabilizadores, conservantes y demás potenciales venenos de la cocina moderna, pero si no te hace daño puedes consumirlo de vez en cuando. Es cuestión de que vayas probando con cuidado).*

Carpaccio

El carpacho es carne cortada en lonchas muy finas que se sirve cruda. En el plato se extienden esas lonchas, al estilo de las del jamón serrano, y luego se las adereza con sal, y otros condimentos. Yo les suelo añadir hierbas provenzales, un condimento que viene preparado en bote de especias, y un chorro de aceite. En algunos casos el propio envase que compras en el supermercado incluye pedacitos de queso para añadir, o la salsa ya lista. Las costillas carnosas de cerdo son un alimento súper sabroso y fácil de preparar.

Es un plato muy sabroso que se cocina en un par de minutos. El organismo lo digiere a la velocidad del rayo.

Filetes de ternera

Se combina con los ingredientes que se listan a continuación, primero los necesarios y luego los optativos:

- *Sal*
- *Ajitos*
- *Adobo*
- *Aceite*

También se le puede añadir especias en polvo como las siguientes:

- *Tomillo*
- *Romero*
- *Clavo*
- *Laurel*

- *Pimienta negra*

Y para completar:

- *Un chorrito de vino tinto o coñac*
- *Pimiento rojo en lonchas por encima*

Se envuelve todo junto en el papel de aluminio.

Es importante adobar el filete con sal y ajitos y luego echarle por encima el aceite antes de introducirlo en la bandeja de la vaporera.

Se dejan los filetes entre 8 y 10 minutos, no dejarlos al vapor en exceso para que no se pongan duros.

Sacarlos y servir. Echar la salsa del filete que ha quedado en el papel de aluminio por encima, está deliciosa. De acompañamiento quedaría también perfecta una ensalada.

Pollo al vapor

Se compran zancas o muslos de pollo en el supermercado.

Se combina con los siguientes ingredientes:

- *Cebolla picada o en polvo (puedes comprar un bote de especias de cebolla si no te gusta comerla, así disimularás el sabor pero aprovecharás sus propiedades)*
- *Dos dientes de ajo*
- *Unas gotas de limón*
- *Pimentón dulce*
- *Pimienta blanca*
- *Perejil*
- *Jengibre*
- *Un chorro de vino blanco o coñac*
- *Un puñado de sal*
- *Un chorro de aceite de oliva*

- *Un chorrito de aceite de soja (optativo)*

El pollo se puede acompañar si se desea con brócoli y zanahoria troceados

Se envuelve todo junto en el papel de aluminio. Es importante agregar la sal y el aceite al pollo, el resto de ingredientes son más o menos optativos, si te falta alguno en un momento dado no pasa nada.

Se cierra el envoltorio de papel de aluminio. Las zancas se hacen al vapor durante 20 minutos. Añade otros 20 minutos al menos si no has tenido tiempo de descongelarlas previamente.

Chuleta de cerdo con vegetales

Se compran chuletas de cerdo con hueso para hacer en la vaporera.

A las chuletas se les agrega:

- *Uno o dos ajitos*
- *Una zanahoria pequeña por chuleta*
- *Brócoli*

- *Un chorrito de coñac o vino tinto (optativo)*

- *Pimienta negra*
- *Un puñado de sal*
- *Un chorro de aceite de oliva*

Puedes empezar por poner al vapor envueltos en papel de aluminio y con un chorro de aceite la zanahoria y el brócoli durante 10 minutos, ya que tardan más en hacerse que la carne.

Transcurridos esos 10 minutos, añades al envoltorio las chuletas con los ajitos, la pimienta, y la sal, y el chorrito de coñac por encima, y un poco más de aceite si se necesita.

Lo cierras de nuevo dentro de la vaporera, y dejas que se hagan las chuletas durante un cuarto de hora o 20 minutos.

TIP: Puedes acompañar las chuletas con una sabrosa ensalada de lechuga, tomate y cebolla, aliñada con sal, vinagre y aceite, ¡y tendrás completo el plato principal de la comida!

PESCADO

Rosada al vapor

La misma receta se puede aplicar a otros pescados similares en filetes, como la lubina o la dorada.

A los filetes de pescado se les agrega:

- *Un diente de ajo*
- *Media cebolla picada o en rodajas*
- *Unos trozos de raíz de jengibre*

pelada

- *Un chorro de vino blanco*
- *Pimienta blanca*
- *Perejil*
- *Un puñado de sal*
- *Un chorro de aceite de oliva*

Y para hacerlo aún más sabroso, de forma optativa:

- *Medio pimiento verde troceado*

- *Verduras troceadas para acompañar (zanahoria, brócoli, puerro, cebolleta...)*
- *Un tomate pequeño también cortado en trozos*
- *Un chorrito escaso de salsa de soja*

Se trocean los ingredientes que lo requieran.

Se mete todo junto en el papel de aluminio.

Se hace el pescado al vapor durante 20 minutos.

Esta receta se puede hacer también metiendo los filetes congelados directamente en la vaporera, pero entonces tardaría mucho más tiempo, en torno a una hora.

Truchas al vapor

A las truchas se les agrega:

- *Una cucharadita de tomillo*
- *Una cucharadita de romero*
- *Media cebolla*
- *Dos cucharadas de ajo machacado*
- *Dos cucharaditas de perejil*
- *Aceite de oliva*
- *Sal*

- *Pimienta*
- *Limón en rodajas*

- *Pimienta de cayena (opcional)*

Se colocan las truchas sobre el papel de aluminio.

Se abren un poco por un costado.

Aquí si se desea cabe la posibilidad de meter cebolla, bien en polvo o troceada, en el interior del pescado.

Se sazonan las truchas por ambos lados.

Se agrega pimienta blanca también por los dos lados del pescado, y un poco también en el interior.

Lo mismo con el ajo.

Pimienta de cayena se puede agregar un poco asimismo, para darle sabor.

Igual con el romero, perejil y tomillo.

En el interior de las truchas también se añaden dos rodajas de limón.

Como colofón se rocía con aceite de oliva el pescado.

Se envuelve todo lo anterior en papel de aluminio, se cierra y a la vaporera.

Para hacer al vapor las truchas necesitan entre 20 y 30 minutos. Al acabar se vierten en el plato con la salsa. Se las puede acompañar de una rica ensalada de lechuga, tomate y cebolla.

Merluza al vapor con vegetales

Los filetes de merluza son los que mejor van con esta receta.

Los ingredientes son los siguientes:

- *Media docena de filetes de merluza*
- *3 zanahorias*
- *Un puerro*
- *1 cebolla*
- *Brócoli*
- *Apio*
- *1 limón*
- *Pimentón dulce*
- *Pimienta blanca*
- *Jengibre*
- *Sal*
- *Vino blanco*
- *3 dientes de ajo*
- *Un chorro de aceite de oliva*

Se trocean las verduras (zanahorias, puerro, cebolla, brócoli, apio...) y se colocan sobre el papel de aluminio, junto con los filetes de merluza.

Se sazonan los filetes.

Se le agrega por encima unas gotas de limón, ajitos, pimienta blanca y pimentón dulce y unos trocitos de jengibre.

Por último se rocía la merluza con un chorrito de vino blanco.

Se cierra el envoltorio de papel de aluminio o plástico de congelar.

Se hacen los filetes de merluza al vapor durante 20 minutos.

Puede ser necesario entonces sacar los filetes al plato y dejar aún en la vaporera otros 10 minutos más los vegetales, puesto que suelen tardar más tiempo en hacerse.

Se va viendo sobre la marcha.

Al acabar, viertes todo en el plato, listo para comer.

Mejillones a la vinagreta

Ingredientes:

- *1 kilo de mejillones*
- *Salsa vinagreta (ver receta)*

Se lavan los mejillones con agua y se arrancan los pelos que salen entre las dos conchas tirando de ellos o bien cortándolos con unas tijeras de cocina.

En una cacerola amplia con fondo poco profundo se extienden los mejillones y se pone un poco de agua para cocerlos, sin necesidad de cubrirlos del todo.

Se cuecen hasta que las conchas estén abiertas y luego se dejan dos minutos más al fuego y se sacan. Aquellos cuyos conchas no se abran se tiran. Se les quita una de las dos conchas y se sirven con la otra concha, extendidos en una fuente amplia.

Se vierte sobre ellos la salsa vinagreta (ver receta), dos cucharaditas en cada mejillón.

TIP: Además de la salsa vinagreta, también se puede **echar unas gotas de limón en cada mejillón**.

Sardinas y pescaditos al vapor

Este es un plato súper sencillo y sabroso, que te dará fuerza y energía de forma instantánea. Aunque al vapor las sardinas no se doran como ocurre cuando las fríes, quedan igualmente ricas y son mucho más saludables para comer, puesto que conservan mucho mejor sus propiedades y vitaminas.

Se necesitan:

- *De 2 a 4 sardinas de tamaño mediano*
- *Sal*
- *Zumo de limón*
- *Un chorro de aceite de oliva*

Se lavan las sardinas para arrastrar las escamas.

A continuación se rocían con limón y sal.

Se añade el aceite dentro del envoltorio de papel de aluminio. Las sardinas se pueden poner al vapor en envoltorios distintos, lo que es preferible, o en el mismo, si cabe en las bandejas de la vaporera.

Se introduce el envoltorio en la vaporera y se deja al menos unos 20 minutos. Se va abriendo y viendo si las sardinas están hechas.

TIP: Una vez listas, se sacan las sardinas y se mantienen ***tapadas en un plato un par de minutos para que sequen y concentren todavía más el sabor*** antes de servir.

Rape a la vinagreta

- Una cola de rape fresca o congelada
- Salsa vinagreta (ver receta en este mismo apartado)

OPCIONAL:

- Una hoja de laurel
- Una pizca de pimiento

Se cuece el rape en agua con sal, laurel y pimienta entre 5 y 10 minutos.

También se puede como alternativa hacer al vapor en la vaporera, entonces se introduce tras descongelarlo en el clásico paquete de papel de aluminio con un chorrito de aceite de oliva. El tiempo para hacerse sería entonces mayor, unos 15-20 minutos.

Se saca ya hecho, se limpia de piel y espinas y se corta en trocitos. Se añade la salsa vinagreta que habrás hecho por separado y se combina todo bien.

Para que esté perfecto conviene meter la mezcla en la nevera durante un buen rato, al menos una hora, pues el rape a la vinagreta se sirve frío.

HUEVOS

Cómo comer deliciosos huevos crudos

Como ya he explicado me basé en la dieta propugnada por el doctor Seignalet para cambiar mi dieta y renacer convertida en una persona sana, tras mi penosa enfermedad. En su libro el doctor señala que, pese a las numerosas voces advirtiendo de los peligros de consumir huevos crudos (salmonella y demás), nunca en su larga carrera se había encontrado con ningún paciente afectado.

En mi experiencia particular, coincido plenamente con el doctor. Llevo ya año y medio consumiendo huevos crudos de manera regular, varias veces a la semana, y no han tenido ninguna repercusión negativa en mí. Mi cuerpo los encuentra deliciosos. Físicamente comer un huevo crudo es un chute instantáneo de energía y vitalidad.

¿Cómo comerlos? Muy sencillo:

1. *Se toma un huevo (¡o dos!) de la nevera.*
2. *Se lavan un poco superficialmente.*

3. *Dar luego un toque a la cáscara contra la encimera para que se rompa por la parte superior.*
4. *Limpiar esa zona rota de fragmentos que hayan quedado.*
5. *Por el pequeño agujero resultante, del tamaño de una uña más o menos, se sorbe el contenido.*
6. *La clara y la yema combinadas en crudo saben ¡deliciosas! El único inconveniente es que se acaban demasiado pronto.*

Recomiendo en serio probar los huevos crudos. Puede haber gente a la que le dé reparo al principio, pero son el más efectivo y rápido remedio contra peligros de anemia, debilidad y falta de vitaminas. El único otro remedio natural que conozco provee al cuerpo de vitalidad con tanta eficacia y rapidez como los huevos crudos son las ostras, ¡y resultan mucho más caras!

Huevos que parecen fritos... pero son al vapor

Cuando cambié mi dieta me aficioné a los huevos crudos, que me encantan, y todavía los tomo tres o cuatro veces por semana. Aún así echaba de menos los huevos fritos, y mojar pan en la yema. Así que haciendo prácticas en la vaporera 'inventé' un sucedáneo que se parece bastante y te permite disfrutar de forma sana del sempiterno placer de mojar pan el huevo (en la intimidad).

Esto es lo que hago:

1. *Tomo un huevo o dos de la nevera.*
2. *Los lavo superficialmente.*
3. *Los meto tal y como están, con cáscara, como si fuera a hacer un huevo cocido, en una bandeja de la vaporera.*
4. *Aquí el tiempo es fundamental. Si dejas los huevos en la vaporera más de 11 o 12 minutos, tendrás un huevo cocido. Si lo sacas antes de los 9 minutos, la clara aún estará licuada.* **Entre 9 minutos, para un huevo, y 11 minutos, para dos, el huevo quedará parecido a uno frito o pasado por agua, y la yema no habrá cuajado aún, con lo que se podrá mojar** *la tostada de arroz que empleo como sucedáneo del plan. Esta medición del tiempo no es del todo exacta, es aproximada, puedes ir probando. Lo peor que puede pasar es que te excedas en el tiempo y tengas huevos cocidos en lugar de fritos.*
5. *Una vez se acabe el tiempo, saca los huevos con cuidado, enfríalos bajo el grifo y pela las cáscaras. Puedes ayudarte con una cucharilla para despegar el huevo de la cáscara.*

6. Si el huevo aún no ha cuajado, la yema estará similar a la de un huevo frito en el interior de la cáscara. Ojo, porque puede entonces romperse fácilmente y derramar el líquido. Echa el huevo en un plato y ¡listo!

POSTRES

Batido nocturno

El siguiente batido de frutas sirve para que no te quedes con hambre al final del día, pero al mismo tiempo para que no te atiborres justo antes de dormir. Esa mala costumbre obliga al cuerpo a pasarse la noche haciendo una laboriosa digestión. En su lugar, procura cenar algo no excesivamente pesado al menos dos horas antes de irte a la cama. Si luego todavía tienes hambre, prueba esta receta milagrosa que además se dice que ayuda a alcanzar el peso ideal.

Los ingredientes son los siguientes:

- *De una a tres rodajas de piña*
- *Entre 1 y 3 limones*
- *Una cucharadita pequeña de miel para endulzar*
- *Medio litro de agua*

Se parte en trocitos la piña pelada, y se le añade el zumo de los limones, la cucharadita de miel, y el agua.

Según te guste el batido más o menos espeso puedes usar la batidora o la licuadora para mezclar todos los ingredientes en un sabroso zumo.

Al acabar se procede a colar la mezcla.

Beber en días alternos, día sí y día no, si se desea perder peso de más. De forma puntual puede sustituir a la cena, aunque lo recomendable es como se ha dicho que te tomes una cena ligera pero dejando espacio suficiente antes de acostarte para hacer la digestión.

Delicias de fruta

Es el postre por excelencia de tu nueva dieta. Si bien de forma puntual puedes optar por ejemplo por un bizcocho o magdalenas sin gluten ni lactosa, las frutas deberán ser tu postre por excelencia a partir de ahora.

La suerte es que existe tanta variedad que siempre podrás ir cambiando las combinaciones para saborear nuevos postres deliciosos y nutritivos.

Entre las mezclas de frutas esta es una de mis favoritas:

- *El jugo de un pomelo o bien leche vegetal de base (soja, almendra, coco). Se agrega un buen chorro a las frutas*
- *Un platano verde cortado en rodajas (¡el prebiótico del día!)*
- *Un puñado de fresas, moras o arándanos, o cualquier otra fruta exótica de tu elección*
- *Una cucharadita de miel*
- *Un toque muy leve de canela en polvo*

OTRAS DELICIAS FRUTOSAS

- *Peras en trocitos*
- *Sandías, melones...*

NOTA: El jugo de pomelo sirve de base al combinado de frutas. Pero le da un toque ácido que al principio resulta desagradable, de ahí la miel.

Se trocean las frutas que hayas incluidos combinándolas todas en el recipiente.

Se agrega el jugo de pomelo, zumo de limón o leche vegetal por encima.

Si necesitas un extra de dulce, opta por la miel y la canela para mezclar con el jugo. ¡Listo!

TIP: Para un tentempié rápido, sabroso y efectivo que te quite el hambre en un momento de apuro, ten siempre a mano manzanas.

Una manzana es la ayuda más eficaz en casos de desfallecimiento cuando no tengas tiempo o energía para ponerte a cocinar algo más contundente. Si te gustan las manzanas tirando a verdes con un toque ácido como a mí, disfrutarás a tope de esos *momento*s *kitkat*.

Combinado refrescante

Los ingredientes son los siguientes:

- *Un plátano*
- *Dos peras*
- *Un chorrito de leche de soja, coco o almendras*
- *Un puñado de nueces*
- *Laurel molido*

Se trocean el plátano y las peras en un bol. Se añade un buen chorro de leche vegetal.

A continuación los trozos de nueces por encima. El combinado se completa con unas pizcas espolvoreadas de canela por encima.

SALSAS

Salsa de tomate casera

- *Dos tomates*
- *Un diente de ajo cortado fino*
- *Una pizca de sal*
- *Una pizca de azúcar*
- *Una pizca de pimienta*
- *Aceite de oliva*
- *Un poco de cebolla cortada*

Se usa la picadora para los tomates.

Se combinan los tomates picados después con el resto de ingredientes y la mezcla se pone a cocer en torno a los 10 minutos a fuego lento, removiendo de bien en cuando, y retirando cuando se haya formado una salsa más o menos espesa, según el gusto de cada cual.

Salsa vinagreta

Deliciosa para ensaladas y para los mejillones a la ídem (ver receta).

Ingredientes:

- *4 cucharadas de aceite*
- *2 cucharadas de vinagre*
- *Un poco de sal*

- *Una cucharada de cebolla*
- *Un huevo duro*
- *Una cucharada de perejil picado*

Se mezcla en un recipiente hondo el vinagre, el aceite y la sal.

Se baten hasta que quede una mezcla cremosa.

Por otro lado se pica la cebolla, el huevo y el pimiento en trocitos, y se juntan con el perejil, que también estará picado muy menudito.

Se agregan los ingredientes anteriores al batido de vinagre y aceite.

Se mezclan, se comprueba que está correcto de sal y vinagre.

¡Y ya tenemos la deliciosa salsa vinagreta!

A continuación se la puede dejar en la nevera unos minutos para que repose y se asiente mientras acabamos de preparar la ensalada o los mejillones cocidos con la que la vamos a combinar.

#3 Para comer fuera de casa...

Es muy probable que en algunos momentos tengas que comer fuera de casa y en esos momentos te resultará lógicamente más difícil el atenerte a tu dieta sana y saludable.
Pero siguiendo estas directrices todo irá bien, y tu sistema digestivo se mantendrá en plena forma:

- Olvídate del pan en todas sus formas.
- Las **legumbres** están permitidas y son un buen primer plato, sobre todo si se combinan con vegetales. Siempre y cuando tu sistema digestivo las tolere bien, y no te produzcan molestias ni pesadez, adelante.
- A continuación, con platos basados en **carne, pescado o pollo** no puedes fallar.
- Evita los fritos tanto como puedas, pide los alimentos cocidos o guisados, o en cualquier otra variante distinta de la frita siempre que te sea posible.
- Nada de platos preparados o precocinados ni latas. Apuesta por la comida tradicional y sencilla. Como excepciones, en casos de urgencia y si no queda otra, puedes tomar alguna lata, como mejillones en su tinta para acompañar un arroz blanco, pero siempre que sea un caso excepcional y que no lo conviertas en costumbre.

- Pide ensalada de acompañamiento en lugar de patatas fritas.
- De aperitivo una tabla de embutidos está permitida.
- El régimen también admite mariscos sin problemas.
- **Ensaladas siempre y sin límite**. Para comenzar a comer, de acompañamiento, de tentempié,... es un básico.
- De postre **frutas**. Cualquier combinación.
- El alcohol en las comidas está permitido con moderación (vino, chupito...).
- Puedes acabar con café (¡solo!) o té si lo deseas.

Y llegamos...

A la despedida. ¡Hasta la próxima! ¡Gracias otra vez por descargar mi libro!

Mi esperanza es que este libro pueda ayudar a otros a darse cuenta de la vital importancia de la alimentación en nuestras vidas. No es exageración decir que lo comemos es lo que somos.

Y antes de que la mala salud llegue a nuestra vida por sorpresa, como me ocurrió a mí, o que tengas que recurrir a llenarte de fármacos para seguir viviendo malamente, como le pasa a millones de personas, es preferible prestar atención a nuestro más fiel ayudante y colaborador: el cuerpo con el que hemos nacido y que nos acompañará hasta la muerte. Igual que te preocupas por tus hijos y seres queridos, tus mascotas, tus cuentas, tu casa o tu coche, es preciso que empieces a prestar atención y cuidar a tu otro 'yo', tu envoltura más preciada. Sin tu cuerpo no habría vida para ti, no lo olvides. Es la base sobre la que construimos las demás facetas de nuestra vida.

Maltrátalo y olvídalo y entonces se convertirá en un pordiosero malherido que se agarra a tu pierna impidiéndote avanzar y disfrutar. Nútrelo bien y mantén tu sistema digestivo feliz y el cuerpo estará en plena forma para colaborar contigo en tus más arriesgadas empresas.

¿Tratarías mal a alguien que quieres y que está a tu cuidado? No, ¿verdad? Pues tu cuerpo es tu principal responsabilidad.

Nútrelo, mímalo, dale lo que necesita.

Yo lo aprendí por las malas. Sé tú más listo y ahórrate un montón de problemas. No puedes empezar una casa por el tejado. Empieza por la base, lo único con lo que viniste a este mundo, un cuerpo sano y listo para funcionar.

Y por favor cuando tengas 5 minutos entra en la página web de este libro y deja tu propia experiencia y tu valoración de este libro. Con unas pocas palabras bastan, así ayudarás a otros lectores y a mí como autora. Muchísimas gracias y hasta pronto.

Mi página de contacto en Amazon siempre está abierta y es la siguiente:

http://www.amazon.com/Maya-Ruibarbo/e/B00O08O2BG

También puedes acudir a mi blog gratuito:

Tipsautoayuda.wordpress.com

El 30 por 100 de los alimentos que consumimos nos mantiene vivos; con el 70 por 100, se mantienen vivos los médicos.

Anónimo

La investigación de las enfermedades ha avanzado tanto que cada vez es más difícil encontrar a alguien que esté completamente sano.

Aldous Huxley

La salud de nuestro cuerpo la gastamos al por mayor; mas una vez perdida, la compramos al por menor.

Albert Llanas

La vida no es para vivir, sino para vivir con salud.

Marcial

Los mejores médicos del mundo son: el doctor dieta, el doctor reposo y el doctor alegría.

Jonathan Swift

Otros títulos de la autora

Cómo superar en diez días los ataques de pánico y ansiedad: reeduca tu propio cuerpo, sin medicación ni efectos secundarios, y deja de tener miedo

Descripción

Líbrate de los ataques de pánico, ansiedad y angustia en pocos días ¿No me crees? Yo lo he conseguido. Otras personas próximas de mi entorno lo han conseguido. Este libro es fruto de una dura experiencia. Tú también puedes hacerlo. ¿Quieres vivir el resto de tu vida con miedo y esperando el próximo ataque? ¿Quieres pasar evitando situaciones y coyunturas 'peligrosas', no vaya a ser que vuelva el pánico? ¿Cuántas técnicas y medicamentos has probado? ¿Alguno de ellos te resolvió el problema para siempre? No respondas, no hace falta. La respuesta es NO. Solo tú puedes solucionar este problema. Lee este libro y recupera el control sobre tu propia vida, sin temor a los ataques de pánico. ¿Sabías que una vez entiendas el mecanismo que se explica en el libro, la única solución posible se presentará clara como el cristal?

Enlace

Al Ebook http://goo.gl/rfD8CV

Al Libro en papel http://goo.gl/fD0US2

EL SECRETO DE LOS BRUJOS: Programa de 10 ejercicios para elevar tu nivel de vibración logrando una VIDA PLENA y FELIZ

Descripción

El Secreto de los Brujos te permitirá recuperar tu poder robado o perdido a lo largo de los años y aumentar tus reservas energéticas personales para lograr una vida plena, saludable y feliz. Mediante la ejecución de unas sencillas prácticas, que puedes incorporar de forma natural a tu rutina diaria.
Siempre has pensado que la mayor parte de los golpes de suerte y los milagros se los llevan otros. No es así. TÚ puedes RECUPERAR TODA LA ENERGÍA PERDIDA Y ROBADA con solo cambiar unos pocos hábitos en tu vida. Al elevar tu vibración, la suerte y la buena fortuna volverán de una manera natural a tu vida. *APRENDE A LOGRAR SIN ESFUERZO UNA SALUD Y UNA VIDA PLENAS GRACIAS AL SABIO EMPLEO DE TU PODER PERSONAL

Enlace

Al Ebook http://bit.do/fb3Na

Al Libro en papel http://bit.do/fb3Mh

MAYA RUIBARBO

Crónicas de una parada desquiciada (ficción)

Descripción

Empresarios sin escrúpulos, sindicalistas con brújula, asociaciones sin ánimo de lucro investigadas por la Inspección, chinos en 'B', corruptos sin papeles, espías al borde de un ataque de nervios, y demás familia. Porque cuando esta joven desempleada de armas tomar, pero en graves apuros económicos, se ve perseguida por un misterioso extraño que le hace la más insólita de las proposiciones, sus problemas no han hecho más que empezar. Nunca el desempleo fue así de corrosivo.

Enlace

Al Ebook http://goo.gl/xtGd9T

Al Libro en papel http://goo.gl/duvaFS

Recetas de LARGA VIDA de los supercentenarios abuelos del mundo: Vivieron más de 110 años

Descripción

Hay una raza especial de personas que no siente el paso del tiempo como el resto de los mortales, que envejece lentamente y con gracia, que como mucho necesita ir al médico una o dos veces en toda su larguísima vida. Una raza a la que las enfermedades llamadas de la edad (Parkinson, Alzheimer, cáncer, degenerativas…) no afectan. Un grupito de personas repartidas por todo el mundo que no tienen necesidad de preocuparse por el colesterol, ni por la tensión alta, ni por los ataques al corazón, ni siquiera por las arrugas. Son gente a las que la vida trata con gracia y les permite vivir año tras año con una salud insultantemente buena y conservando todo su sentido del humor.

¿Cuáles fueron sus recetas y lecciones para el resto de los mortales? ¿Qué descubrieron los científicos estudiando los códigos genéticos de estos privilegiados? ¿Cuál es el factor común que une a toda esta élite de supervivientes dispersa por todo el mundo? Y sobre todo, ¿qué pasaría si escucháramos sus consejos y siguiéramos sus recomendaciones?

Enlace

Al Ebook http://amzn.to/1LIGL23

Al Libro en papel http://amzn.to/21oN726